9866000Π

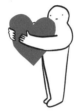

self gardening project

# 自我植癒的每一天

好好呵護「我」這株植物，做個可愛到底的人

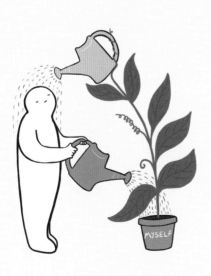

金銀珠 김은주 KIM EUNJU
Worry Lines 繪　著

林鶴平、馮燕珠 譯

「自我植癒」開始

窗外飄散的微塵、眼裡像霧霾的人，
對肌膚有害的壓力和加班，
認識或不認識的人、口中尖銳傷人的話語，
意料之外的失誤，對自己的失望，
連未來一週在哪都看不見，心情一直是陰天。

越是這種時候，越要檢視和照顧自己。
多澆點水，曬曬太陽，
把枯葉剪掉，等待心靈的嫩芽冒出，
先不要為人生下重大的決定，做點小事吧。

在被有害事物包圍的日常生活中，
每天一點點，打造出更好的自己，
開始啟動自我植癒計畫。

「現在就來好好呵護培育『我』這株植物吧！」

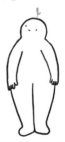

# 目次

*step 1.* ────────────────────────── 播種

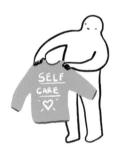

step 4.　──────────　與蝴蝶、蜜蜂、星星的美好邂逅

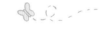
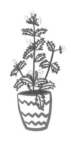

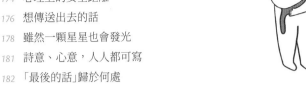

step 5. ──────────────── 擦拭灰塵

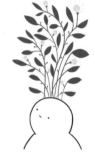

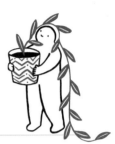

Self Gardening Project　　　　　　　今天來自我植癒一下吧

每一章收錄的自我植癒計畫，有助於發現並保護未知的自己。實踐這些計畫可以了解我們不知道的自己，同時做好準備，讓體內仍處於種子階段「那個擁有更好面貌的自我」開始萌芽。全部讀完後，就能擁有一本專屬自己、名爲《我》的書。自我植癒可以獨自一人默默地做，但如果你有亟想實現的植癒目標，也可以加上 # 主題標籤（hashtag），在社群上分享 **# 自我植癒**。有時，與人共享和公開決心，更是持續進行下去的絕佳動力。透過共享計畫，可以觀察到自我植癒夥伴們都在做些什麼、各種看待日常生活主題的不同角度，從而產生共鳴。既可以從別人的計畫中汲取點子，品嘗新鮮刺激，同時也能帶給他人大大小小的靈感。自我植癒是一種非常個人的計畫，但就像種類繁多、各自長成既有樣貌的植物齊聚在一起，就能妝點出美麗庭院一樣。只要我能持續遇到更多更的自己，眼前這個充斥有害之物的世界，似乎也會變得更好、更加美麗。

*#現在是自我植癒的時刻 #自我植癒計畫*

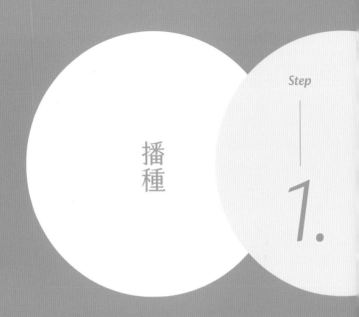

播
種

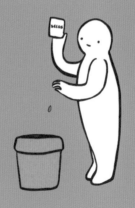

我是什麼種子？
探索內心，讓種子發芽

## 自我平衡

「愛自己」與「個人主義」
不可混爲一談。

學會區分「拚盡全力」
與「消耗殆盡」的差別。

先愛自己，再照顧他人，
盡最大的努力也要珍惜自己。

所有的關係都需要平衡，
與自己的關係也需要好好平衡。

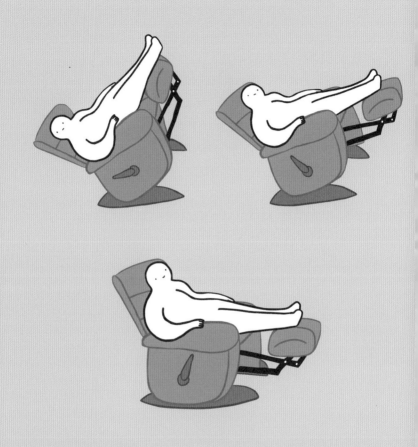

## 透明斗篷的正確使用方法

在茫茫人海中,該遠離哪些人?
答案很簡單,就是妨礙我愛自己的人。

當我挺身想去嘗試新事物,努力實現時,
佯裝關心,卻透過言語或行動讓我洩氣、希望我失敗的人,
會有意無意地重重按住我的肩膀,
讓我努力邁出的步伐停滯不前,
好不容易調整好的聲音又再次顫抖,
這種時候,
就把心靈衣櫥中的透明斗篷拿出來穿上,
從頭到腳穩穩包住全身。

換句話說,
盡情搞失蹤吧。

記住,
所謂愛自己,
最需要傾聽的話,
並非出自他人之口,而是我自己。

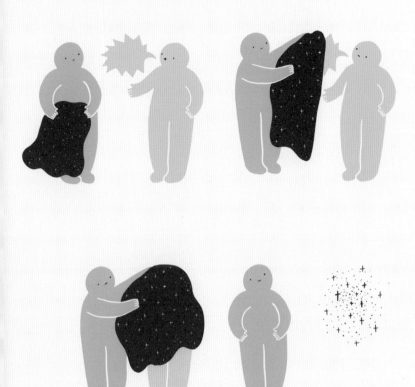

在茫茫人海中，該遠離哪些人？
答案很簡單，
就是妨礙我愛自己的人。

# 植物的力量 _feat. 西元前 2333 年的食譜

若你心頭湧現的不是老虎般的氣勢，
而是老虎受刺激而勃發的怒氣，
試試不吃葷食，改吃幾天蔬食吧。
用五感享受植物。

從檀君朝鮮＊將熊變成人的食譜中，
就可以看出蔬食的力量。

沙拉、涼拌蔬菜和蔬果汁可以降低攻擊性，
發現內心溫和的自我，
讓身體和心靈都輕盈起來。

獨自飲酒的隔天，喝杯黃瓜汁可以緩解宿醉；
面對上司的冷嘲熱諷，吃點生菜沙拉有助穩定神經；
和朋友鍵盤狂聊後，記得補充有益眼睛的橘色胡蘿蔔；
與戀人吵架的憂鬱日子，來點幫助分泌多巴胺的菠菜芽；
還有讓自己照鏡子時越看越滿意、
對皮膚好的煮番茄汁。

---

＊ 「檀君朝鮮」是古朝鮮建國神話人物。相傳有老虎和熊為了變成人而向檀君求助，檀君賜了靈艾一炷及蒜二十顆，要牠們吃完後躲著，百日不可見陽光。老虎中途放棄，熊則堅持到底，成功變成了人。

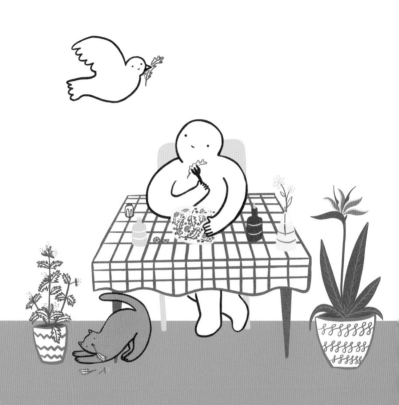

植物蘊含新鮮、神聖的力量。
肉食能增強體力，
蔬食則可以清心養神。

一旦決意成爲更好的人，
就著手準備更好的食譜，
藉助植物的力量吧。

嶄新的我
從全新的每日飲食生活開始。

## 植物的力量

法國傳奇美食家薩瓦蘭（Jean Anthelme Brillat-Savarin）說過：「告訴我你吃了什麼，我就知道你是什麼樣的人。」食物可以構成我們的身體與心神，但是我們真能確保自己吃下肚的都是好東西嗎？如果最近突然心情不好、容易疲勞，很有可能是你所吃的食物造成的。寫下最近一週吃了什麼，把對自己不好的飲食，換成可讓心情愉快、狀態良好的新鮮食材：幾顆小番茄、一小把堅果、多喝水……都行。就算無法百分百下定決心完全改變，但只要每天實踐一點點，就能逐漸感受到明顯的變化。每當你為自己的身體做了一件對的事，就能嘗到成就感的滋味。

🌾 **上週飲食紀錄（看了有嚇到嗎？）**——迄今為止的飲食習慣

| 日 | 一 | 二 | 三 | 四 | 五 | 六 |
|---|---|---|---|---|---|---|
|   |   |   |   |   |   |   |

🌾 **想刪掉或添加到飲食紀錄的食物**——今後的飲食新生活

想刪掉或減量的食物

需補充的營養素或食物

## 一塊蛋糕 & 閒暇時間

只要做眞正喜歡的事，
就能讓自己開花。

但我們通常忙到沒空做喜歡的事，
對現代人來說，閒暇時間就像難以入手的
限量版手表。

旣然如此，何不改變一下閒暇的定義。
就像爲重要的人特地留下一塊蛋糕，
在一天或一週當中，預留專屬自己的時間，
做自己喜歡的事。
爲自己準備一段完整的時間。

閒暇不是無中生有，而是預先準備。

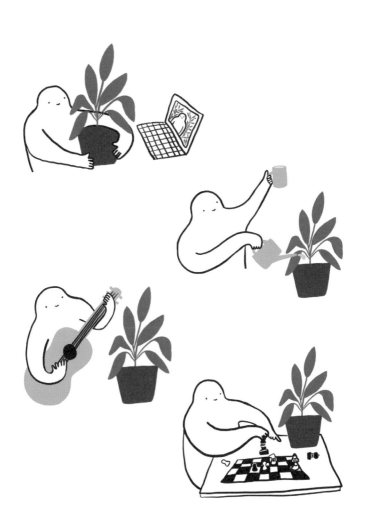

閒暇不是無中生有，
而是預先準備。

## 夜晚的心情，在早晨檢視

早晨，是理性整理昨晚情緒，
與今天新能量相遇的交會點。

如果早上起床後的第一個想法讓你心情愉快，
那麼人生多半能順遂前進；
不然的話，回顧檢視一下人生也不錯。

反之，夜晚則是放飛思緒的時間，
也是充滿感性的時間，
迷戀、後悔、悲傷、憂鬱……
會連門也不敲就隨意闖進心房。
或許正是如此，狼人只會在晚上變成狼。

今晚，若你覺得自己犯了錯、人生完了、
世界就要末日了，
這時你該做的，就是換上舒服的棉 T，
立刻倒頭就睡。
最危險的事莫過於把當下頃刻的情緒，
直接用訊息或語言傳達給別人。

到了翌日早晨，你會發現
昨日種種都不算什麼，

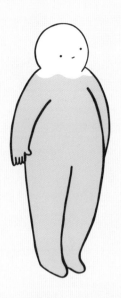

白天的悲傷

夜晚的悲傷

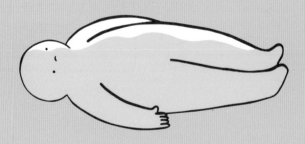

最重要的是你又喚醒內心那股
解決問題的能力和魄力了（記得準備好吃豐盛的早餐）。

「我」身而為人，
在因緣際會之下，可能會成為截然不同的另一個人。
看到自己意想不到的一面，慌張失措在所難免。

這時應該對自己寬容一些，
理解「我」的各種面貌，擁抱我，接受每一個我，
等待我所認識的自己、喜歡的自己出現。

夜晚的我過去了，早晨的我一定會出現。

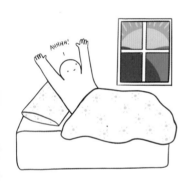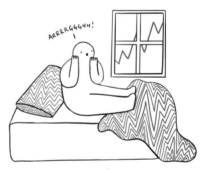

理解「我」的各種面貌，
擁抱我，接受每一個我。

## 2

自 我 植 癒 計 畫 ｜ Self Gardening Project

## 晨間紀錄

每天早上固定檢視並回顧自己的日常生活，有時偶爾會走歪而偏
離正軌，看看自己是不是仍朝著設定好的方向一點一點前進？
今天早上醒來後，腦中第一個浮現的是什麼？心情如何？
如果太陽輕快地升起，但心裡卻沉甸甸的，就是在提醒你調整日
常作息，解決問題。不過若是得靠時間來解決的事，就先放鬆心
情吧。

| 日期 | 晨間紀錄 |
|------|----------|
| / |  |
| / |  |
| / |  |
| / |  |
| / |  |
| / |  |
| / |  |

## 聽花語的一天

星期一，當一株小蒼蘭吧，
花語是「為你的開始應援」。
星期二，像鳶尾花一樣悸動，
花語是「好消息」。
星期三，學習洋甘菊的堅持，
花語是「不在逆境中屈服的堅強」。
星期四，用心理解宛如鳳仙花的自己與他人，
花語是「別碰我」。
星期五，像金盞花一樣期待，
花語是「幸福一定會到來」。
星期六，跟粉紅滿天星一樣盡情享受，
花語是「幸福和快樂的瞬間」。
星期天，在散步小徑上探索野花，
花語是「熟悉的自然」。

希望你的一週七天，如花一般，
豐富多彩，充滿香氣。

沒有多餘的心力和餘裕去聽別人說什麼時，
就貼近花朵，聽聽花語。
所以，偶爾也送自己一朵花或一束花吧。
汲取一點活力和力量，同時也得到安慰，
就算花兒對你說的話耳朵聽不到，
也會透過眼睛傳到心裡。

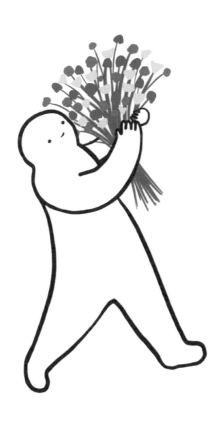

# 別給自己貼標籤

或許有時性子很急，
但不要替自己貼上急性子的標籤。
雖然有時比較腼腆，
也不要認定自己就是害羞的人。

若能真正了解自己，
面對任何情況都有能力應對；
不替自己設限，
比較容易跳脫框架。

儘管你或許已經很了解自己，
仍要試著打開未知的另一面。

這麼一來，就能打造出更好的自己。

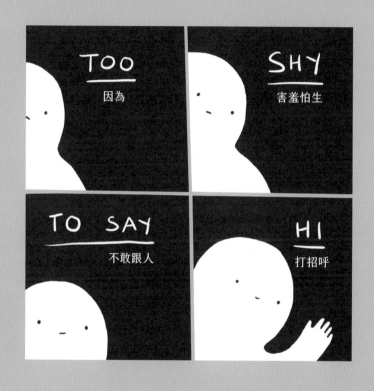

儘管你或許已經很了解自己，
仍要試著打開未知的另一面。

# 心·傷 該怎麼治癒

所謂心裡受傷，
是指有人以很不舒服的方式占據了你的心。

留下想說的話、想聽的話、想解開的誤會，
也留下了遺憾。

治癒傷口的方法很簡單。
對待那人，無須求勝、辱罵，也不用爭對錯，
無須解開誤會，也不需要得到認同或道歉，
別想著那人是喜歡你，或是討厭你，
只要把那人從心中推出去就好。

並非所有事都要打個完美的結，
只要你心裡感到舒坦，那就是最好的結果。

＊ 心·傷：「心裡受傷」的縮寫。

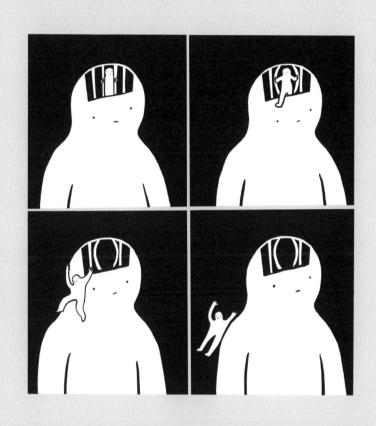

只要你心裡感到舒坦，
那就是最好的結果。

# 我專屬的地圖

想展現給別人看的一面，
可以透過身上的衣服顯露出來；
但我的真實樣貌，
則會在常去的地方顯露出來。

圖書館、附近的池塘、人氣咖啡店、朋友家、離家不遠的
公園、夜店、大型超市、便利商店、SPA 商品賣場、書店、
旅遊勝地、古著店，還有我的家。

最近我常去的地方，
最近我感到舒適的空間，
最近我想脫離的地方，
最近我想去的地方，
都在哪裡呢？

製作一張專屬於我的地圖，
就能了解最近的日常生活、欲望、匱乏、興趣、夢想等等。

也能更了解那個我都不知道的自己，
那個專屬於我的「場所」，
究竟在哪裡？

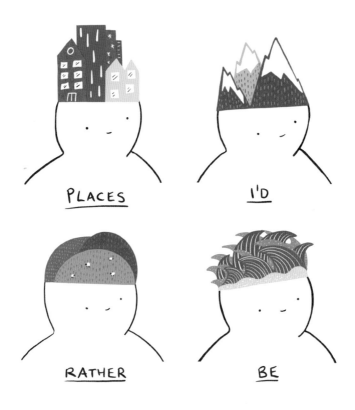

我想去的地方

## 3

## 做一張只屬於我的地圖

常去的地方用●、感到舒服的地方是◆、想脫離的地方畫▲；遲早會造訪的地方標上■，就用這些符號來區別各種場所。
同時寫下關於那場所的簡短評語，以及最近的夢想、匱乏、興趣等，就能更了解自己，發現連自己都意外的面貌、真正喜歡的事物、目前缺乏或亟需的東西、最近開心或倦怠的原因、想要改變或希望改變的樣貌等。在標出「特別場所」的專屬地圖上，可以發現很多不了解的自己。

● 常去的地方
◆ 感到舒服的地方
▲ 想脫離的地方
■ 遲早會造訪的地方

# 先打開看「路」

地圖要展開之後才會知道有多大，
才能也是。

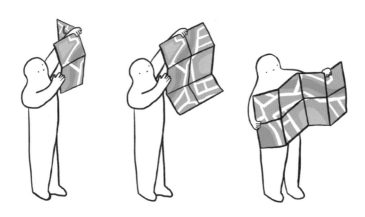

# 像花瓶一樣的人

很多人都想成爲花，
希望變得美麗、希望充滿香氣、希望獲得關注，
但花再美，也只是獨自美麗。

我想做個像花瓶一樣的人，
擁抱那些如花般的人。
你很美，
你充滿香氣，
你很清新。
我希望自己能洞悉、挖掘出
他人如花般美麗的內在。

就像花瓶會插上各種美麗的花，
像花瓶一樣的人，身邊也會聚集如花一般的人。

所以雖然花瓶本身沒有香氣，
卻總能散發出清新的氣息。

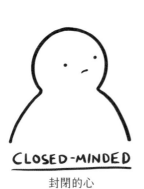

## CLOSED-MINDED

封閉的心

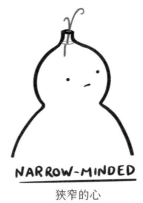

## NARROW-MINDED

狹窄的心

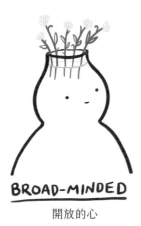

## BROAD-MINDED

開放的心

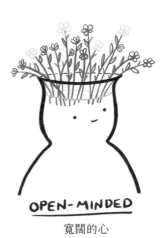

## OPEN-MINDED

寬闊的心

## 今天的心情

| | | |
|---|---|---|
| 36.6° C | 09:10AM | J 大樓 |
| 36.3° C | 12:05PM | 飯捲連鎖專賣店 |
| 37.0° C | 12:45PM | 公司隔壁的咖啡店 |
| 36.0° C | 07:50PM | 社區書店 |

每天量體溫好幾次，
每次的溫度都不一樣。

心情也和體溫一樣。
時時刻刻都在變化。
量到不同體溫的每一個我，都是我，
擁有不同心情的每一個我，也是我。

善變、
敏感、
這些字眼，
或許擁有複雜細膩的意涵，
卻缺少對美麗之人的理解和共鳴。

就像我們都會先看看窗外的天氣，
再準備合適的衣服、鞋子，披上開襟針織外套，帶把傘，
同時也好好看看今天的心情，

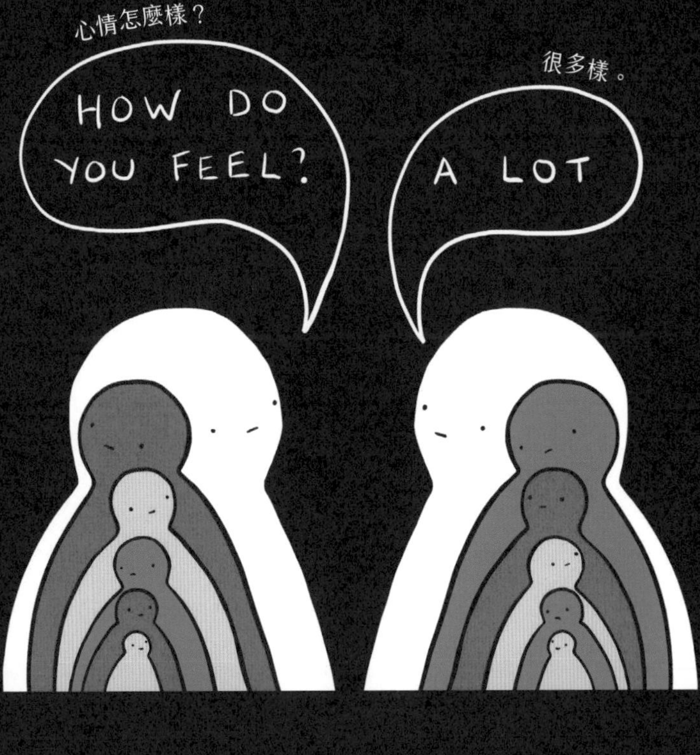
心情怎麼樣？
HOW DO YOU FEEL?
很多樣。
A LOT

然後充分理解和擁抱自己的心情吧。

「最近好嗎？今天心情怎麼樣？」
既然問候了別人，也要問候一下自己。

有時，心情可能不只一種，
而是複雜萬分，變化多端。

例如，
想獨自喝杯雙倍濃縮的美式咖啡，
又想和朋友一起聊天；
想得到安慰，卻又不想被別人發現。
即使是這種複雜矛盾的心情，
也希望你能接受「這就是我」，理解自己也有這樣的一面。

## 心情紀錄

也許是出於習慣或工作需要，你總是先照顧別人的心情，結果搞得自己疲憊不堪。那麼現在就該好好關心自己了。仔細檢視自己的心情，然後記錄下來。用寫的、畫出來……形式不拘。若是文字書寫，簡短的句子或腦海中浮現的歌詞都可以；若用繪畫表現，無論寫實或抽象，即便只是單純的塗鴉也行。

就像寫日記可以整理記錄一天的心情，騰出一個可以完全集中、關心自己的時間吧。當你的心情獲得理解和尊重，就能消除沉重、消極的情緒，整個人也會變得更加輕鬆也說不定喔。

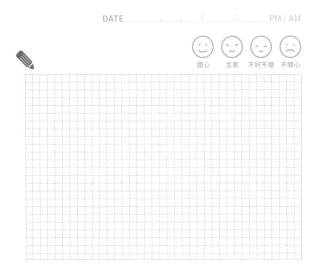

DATE _____ . _____ / _____ : _____ PM / AM

開心　　生氣　　不好不壞　　不開心

# 以植栽來自我植癒

即使不細心栽種，
也能生長良好、生命力強的空氣淨化植物如下：
葉子小而茂盛，能消除甲醛的波士頓腎蕨；
水分從葉面擴散，溼度調節能力強的黃椰子；
在寒冷中也能好好生長，可以有效吸收氨的觀音竹；
寬厚的葉子能清除塵埃微粒、一氧化碳的印度橡膠樹。

在心中的陽臺，
擺放可以輕鬆培育，
又能淨化心靈空氣的
波士頓腎蕨、黃椰子、觀音竹、印度橡膠樹等植物。

波士頓腎蕨就像改善氣場的瑜伽；
黃椰子是滋潤心靈的音樂；
觀音竹是會留下清爽香氣的沐浴露；
整排橡膠樹一眼望去，
就像閱讀拂去心靈微塵的書。
有了這些植物，或許就別無所求了。
透過葉子的呼吸，適當調節溼度，

---

美國國家航空暨太空總署（NASA）為改善駐太空站太空人的生活環境，進行空
氣淨化植物研究，結果顯示黃椰子、觀音竹、印度橡膠樹分居一、二、四名。

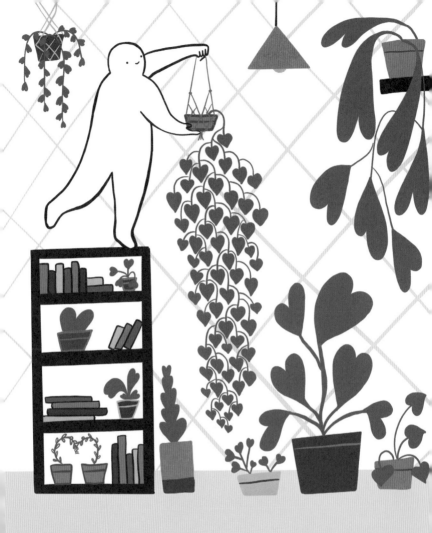

試著在心中的陽臺放些植物吧。

微生物在植物根部辛勤活動，
供應乾淨水潤的空氣。
透過呼吸運動，音樂調至適當音量，
一頁一頁優雅地翻書，
可以淨化心中的惡言惡語和負能量。

同時把這些植物
搬進家中客廳細心養護，
也是調理身體和心靈修養的一種植癒方法。

## 愛護身體，才是完整愛自己

不管怎麼打扮，給予多少稱讚，
即使做盡一切喜歡的事，
倘若你不愛自己的身體，就不是完整地愛自己。

倘若你這人光是在乎外表而不在意內心；
即使心態正確，卻無法端正姿勢；
即使遇到對的人，卻吃著對身體不好的食物，
把全副精力投入喜歡的事物，卻忘了照顧自己，
能量很容易就會消耗殆盡，
情緒起伏劇烈擺盪，
在某個瞬間，突然感到空虛感襲來。

方法看似簡單，但按時吃早餐；
定時定量喝水、吃水果；
每週都規律運動，像是跑步或騎自行車；
放下手機什麼都不做，無念無想地休息一下，
為自己的身體和心靈，送上表達感謝的禮物。

就像完成困難的工作後，犒賞自己想要的禮物，
不管是不是紀念日，每一天都像打了一場小小的仗，
為了這副磕磕絆絆的身體，準備一點小禮物吧。

無論任何時候，都別忘了愛護身體，
這才是能長長久久
好好愛自己的方法。

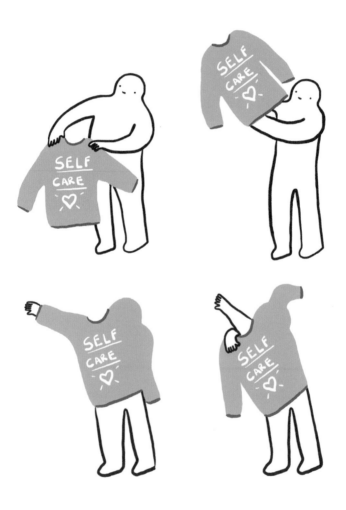

## 讓呵護身體成為日常

為了身體好，你正在做，或是打算做怎樣的自我植癒計畫呢？
常擦防曬，多敷面膜；多走路，做肌力訓練運動；每天吃一顆番茄；
少吃鹹辣等刺激性食物；多喝水，補充鎂等維生素；少吃宵夜，
少動怒，多冥想……面臨壓力時，偶爾會想偷懶不做，但為了好
好愛自己的身體，必須讓自我植癒成為日常生活的一環。即使是
很尋常的舉動也沒關係，將你正在做、想要做的自我植癒方式寫
下來吧。
因應忙碌日常而制訂的自我植癒計畫，即使忘了做或做不到，也
能立刻重新制訂計畫，力求逐一落實。

| 自我植癒 1 | 自我植癒 2 |
|---|---|
|  |  |

| 自我植癒 3 | 自我植癒 4 |
|---|---|
|  |  |

## 人生最適當的高度

放低自我，讓比我弱的人，
可以騎上木馬；
放低自我，面對比我強的人，
也不讓他們一踩而過。

做一個謙遜而堂堂正正的人，
這就是人生最適當的高度。

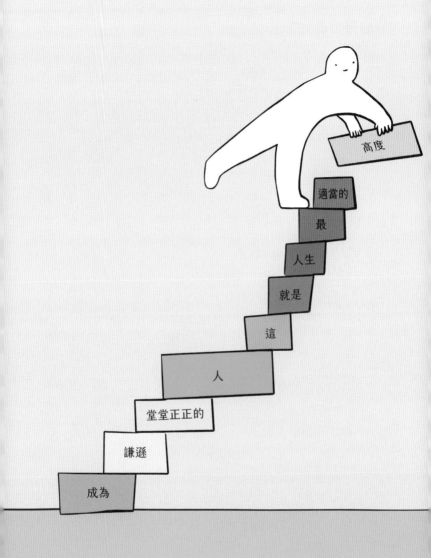

# 放心哭泣的地方

嚥下眼淚時，一股熱燙感湧上喉嚨。
就像我燒得通紅的心臟，
也像我邏輯失控，無法表達真實感受，
或灰心喪志而無意說服他人時，
強忍而說不出口的話。

在弱肉強食的職場，
搖擺不定的心會成為弱點，
因此會努力不流露出任何情緒。
在不在乎我感受的熟人面前；
在會因我的感受而覺得負擔的好友面前，

哪怕只有一點點，
為了不洩漏自己的真實感受，
為了不讓他們察覺，
而努力控制不讓眼淚流下來。

相反地，我會選擇哭起來最安全也最放心的地方。
可能是上班上累了去偷打盹的廁所第四間；
人跡罕至的公車站或直達車最後一排座位；
可見鴿子悠閒覓食、對人類哭聲毫不在意，
寬廣荒涼的公園；

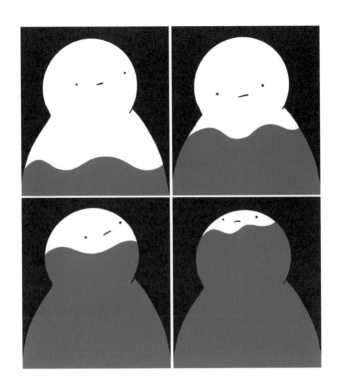

喇叭聲此起彼落蓋過我的啜泣聲，
可以放心大哭的馬路邊；
抑或是不會洩露我哭過，
口風很緊的我的房間，

那個地方
不像廁所、手扶梯、安全逃生門，

不會掛著顯眼標誌，

而是不易發現，

適合一個人哭泣的安全場所。

那個地方，比起大街小巷上

櫛比鱗次的咖啡廳，

有時更符合現實。

一到那裡，

忍住的話、積累的情緒，

隨著一聲哭嚎、幾行眼淚

傾洩而出後，

腦中會空空如也，那怕只是暫時的。

雜亂無章的情感、話語，

與其努力分門別類，整齊堆放，

還不如透過眼淚與哭聲一次清空，

更容易整理心情亂流。

所以我們需要一個適合哭泣的安全場所。

一個可以盡情發洩、體驗情感歸零的地方。

在那裡淨空心房，讓自己變成清淨的房間。

不只是空蕩蕩的房間，

而是可以用我想要的言語、情感、想法和意志重新填滿，

一個乾乾淨淨、本無一物的空房間。

在最適合哭泣的地方，

就會發現心裡整理得最完善的地方。

## 最能安心哭泣的場所

迄今為止，哪個地方最能讓我安心大哭？在那裡把囤積的眼淚全
都清空，騰出一個乾淨的空間，用你想要的言語、情感、想法和
意志重新填滿吧。

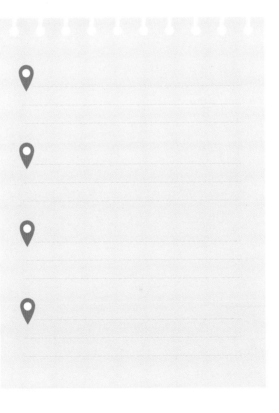

## 名為自戀的稜鏡

手機裡應該都有幾張喜歡的自拍照。
剛做完運動後映照在鏡子裡的模樣；
剛化好妝或剛洗好澡的我；
面對公司重要專案而自我催眠的我；
苦思之後恍然大悟的樣子，
總有幾種模樣是我喜歡的。

那一刻，我和自己墜入愛河。
就像常見的兩人相戀的機率很高一樣，
愛上每天都要見到的「我自己」，再自然不過了。
比起別人拍的照片，
我更喜歡自拍，
因爲在無數漫長歲月中，
會觀察我、發現我的美，
最了解我、最愛我的人，
就是「我本人」。

像自拍一樣，
別人不知道、沒看過也無所謂，
或許會覺得陌生，
但只有我才會發現，
自己嚮往的美好外表與內心的模樣。

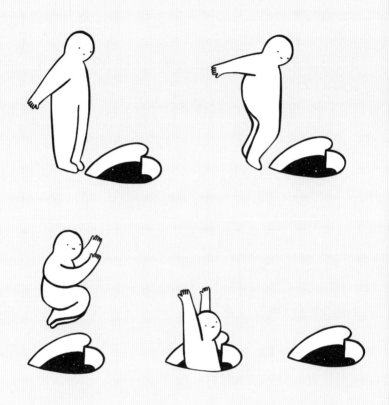

成為我自己不離不棄的鐵粉，
成為「我」最初也是最後的愛。

這種自戀可以發掘美好的自己
也能喚醒我內在的潛力。
自戀讓我愛上、
記住自己喜歡的模樣，
賜予我創造更好面貌的朝氣與力量。
用自戀稜鏡審視自我，
可以發現內在無限的潛能與美麗。

如果某一天突然不再自戀，
就讓我們找出原因，再多給自己一些溫暖吧。
是不是野心越來越大，想變得更完美？
是不是老跟別人比較？
是不是太執著於一些小事？
是不是因為過於關心別人而忽略了自己？

最重要的是我自己。
為了重新找回愛自己的動力，
要先找回溫暖柔軟的心。
不是緊繃到像竹子一樣硬梆梆的身心，
而是宛若蘆筍葉＊那般，
努力讓身心變得柔軟有彈性。
記住自己美麗帥氣的瞬間、實現大大小小成就的瞬間，

＊ 蘆筍（Asparagus）屬百合科，全世界共有三百多種，其中改良為觀賞植物的文竹（Asparagus Setaceus），葉子纖細柔軟。

即使沒什麼成就也幸福的瞬間，讓某人感到幸福的瞬間。

別透過完美主義者之眼，
要以陷入愛河的情人之眼，
以看著三歲孩子的母親之眼，
用一種既主觀又充滿信任和支持的目光
看著自己吧。

人在美麗時很容易愛上自己。
即使發生小失誤或巨大失敗，
也要保持自戀，
不斷發現自己美麗嶄新的一面。

成為我自己不離不棄的鐵粉。
成為「我」最初也是最後的愛。。
愛我的力量，
源頭終歸是愛我的心。

如同每天早晨要照鏡子，
輕輕掏出名為自戀的稜鏡，
充滿愛意地看著美好的自己，
時時照亮自己。

自 我 植 癒 計 畫 │ Self Gardening Project

## 照照自戀稜鏡

照照自戀稜鏡，寫下自己喜歡的模樣。內、外在都可以，只要記住並反覆回味這些面貌，就能重新獲得朝氣和力量。

❦ 我很喜歡也唯有我能發掘的──7 種美麗的自己
（能寫出 17 種當然更好）

1
..........................................................................
..........................................................................

2
..........................................................................
..........................................................................

3
..........................................................................
..........................................................................

4
..........................................................................
..........................................................................

5
..........................................................................
..........................................................................

6
..........................................................................
..........................................................................

7
..........................................................................
..........................................................................

## 我想這樣問候你

「祝你一切順利」，這種問候就像不知何時會再見面；
「祝你度過美好的季節」，這種問候就像下一季才會再見；
「祝你有愉快的一天」，這種問候就像明天還會見面。

所以我想對你說，
祝你每一個瞬間都美好。

因為轉過身，下個瞬間仍想見到你。
你的每一個瞬間，我都不想錯過，
所以我希望能一直保持美麗。

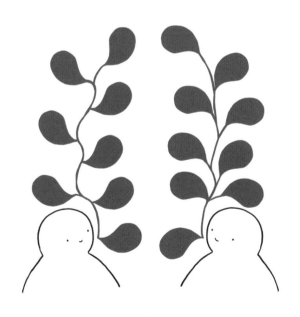

# 一手端咖啡，一手拿指南針

因為不夠愛自己，
而期望別人可以喜歡我。

只要我充分愛自己，
就不會在意別人怎麼看我了。

倘若你老是在意別人的眼光，
就要比任何人都先充分地檢視自己。
尋找你所喜歡的自己，讚美一下吧，
像讚美別人那樣，好好誇一下自己。

照鏡子時，別在意頸部線條不夠修長，
讚美自己皮膚很光滑吧。
別光注意臉上的痘痘，也看看深邃的雙眼。
回顧一天時，不要只想著自己跌了一跤，
更要為跌倒後重新站起來的你鼓掌。
要記住自己不小心說錯了話，但更要記住自己
也適時保持了沉默。

即使沒發現滿意的地方，也不要失望，
努力讓自己滿意吧。
為了喜歡上自己而好好照顧自己。

我們為了討好別人，不也費盡心思嗎？

在享受散步、聊天、料理的幸福時刻，
為了明天的夢想，讓我們忍耐、堅持下去吧。
一手端著咖啡，一手握著指南針，
繼續走下去吧。
朝著更喜歡自己的方向，一步步地前進。

讓自己變得更帥氣的第一步，
是多喜歡自己一點。
只要打從心裡喜歡自己，
即使是不怎麼帥氣的模樣也一樣會很愛，
這麼一來
離更棒的自己又近了一點呢。

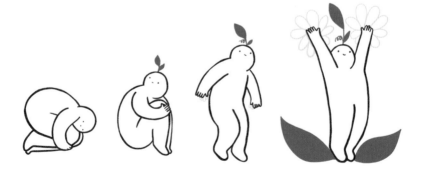

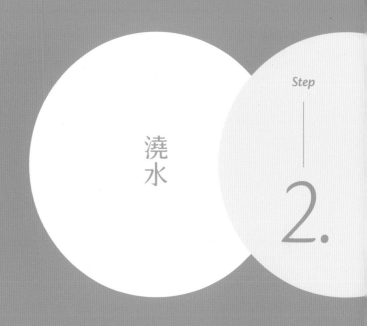

澆
水

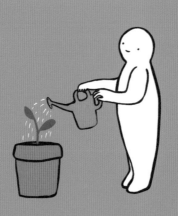

人生艱難之時
比起重大決心，每天的小小累積更重要

# 喜歡和執著

當你被束縛的瞬間，
會失去三樣東西。
一是自由，
二是純粹的快樂，
三是自我。

所以要區分喜歡和執著。
雖然喜歡下雪的日子，但不要執著，
下雪天固然很開心，
但沒下雪的日子也不要難過，
無論何時都以純粹的心來期待，同時樂在其中。

面對喜歡的工作或興趣，對待喜歡的人
更應該如此。
一邊守護著自由、純粹的快樂，以及自我，
一邊尊重著你所喜歡的對象，
就像明瞭月亮與地球之間的距離有遠有近那般，
這才是真喜歡

沒有必要因為海景很美，
就非得潛入大海。

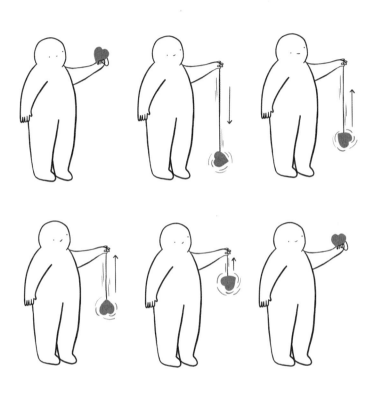

尊重你所喜歡的對象，
就像明瞭月亮與地球之間的距離，有遠有近那般，
這才是真喜歡。

# 炫耀時間 _Flex

盡情浪費時間吧。

泡在水溫剛剛好的浴缸裡，好好浪費個 30 分鐘吧。星期天早晨醒來後多睡一會兒，把時間用來作夢。面對慢條斯理的咖啡店老闆，把時間用來等一杯手沖咖啡吧。即使明天就會融化，也花時間堆個雪人吧。親手做餅乾卻烤焦了，重頭再來過就好。因爲喜歡畫畫，即使畫了又擦、擦了再畫也不嫌煩。既然都拍了 40 張自拍，就算沒什麼意義也再拍 20 張吧。

什麼都不做，什麼都不想，在白雲下磨磨蹭蹭；與戀人講電話時，在同一條巷子轉了好幾圈；在等指甲油乾、敷面膜等臉部吸收所有精華時，盡情浪費時間吧。猜猜今天吹的是北風還是東風；靜靜等待最後一場煙火表演；不斷試驗直到找出可以製造更大、更持久的肥皂泡泡比例。總之，時間也能用來浪費。

和貓咪玩毛線球；觀察蝸牛徐徐爬行；米蘭昆德拉的書沒讀幾頁就打瞌睡也無妨，好好浪費時間吧。第 35 次挑戰倒立；在湖邊待到可拍出夢幻照片的魔幻時刻（magic

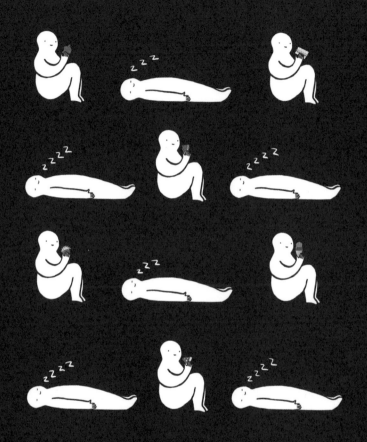

時間也能用來浪費。

把時間用來等老闆慢條斯理地煮一杯手沖咖啡。

把時間用來堆個明天就會融化的雪人。

hour）到來；躺在沙發上反覆聽著同一首歌，盡情浪費時間吧。

浪漫、發揮創意、拿出實驗精神、有意爲之、獨立、不合邏輯、人性化、與植物有關、像貓或狗一樣、學學熊貓或樹懶、出於本能、有藝術感、充滿熱情，並且以最慵懶的方式，盡情揮霍大把時間吧。

各種方式都行，無須參考別人怎麼做，而是以我自己最喜歡的調調，抽出空閒時間，盡情地浪費。

在不知不覺中，我們習慣了珍惜每分每秒，成爲時間管理大師，卻在時間空下來時，經常感到驚慌焦慮。浪費時間並不等於浪費人生。或許我們都需要更努力浪費時間呢。

浪費時間過後，可能會變得更空虛，但也可能正好相反，變成更充實的我、更溫柔愛笑的我、更跳 tone 又活力四射的我、別破大家眼鏡的我。換句話說，很有可能會遇見「最像我的我」。

廢話不多說，快去浪費時間吧。
給自己一點隨心所欲做菜的時間吧。

---

❋ magic hour 為攝影術語，指的是黎明日出及黃昏日落這兩個時段的天色變化，光彩有如魔術變化般美麗，擁有最適合拍照的自然光線，可以拍出溫暖浪漫的照片。

## 炫耀時間 Flex

把想浪費時間做的事，條列下來吧。越是微不足道、越是沒有生產力、越不重要的事越好。但別管別人都怎麼做，而是用「我自己選擇」的方式，在閒暇之餘虛度光陰，就算浪費一整天都無妨。我們偶爾會忘記這點：空下來的時間，就該確實留白，好好放空。

❀ **材料**：空閒（且充足的）時間
❀ **方法**：隨心所欲

**想浪費時間做的事**
（做完後請打鉤）

☐

☐

☐

☐

☐

☐

☐

## 整理，洗澡，跑步

心裡很亂、難以整理時，你能做的就是整理房間，
心中情感一發不可收拾時，你能做的就是洗個澡，
無法擺脫負面想法時，你能做的
就是離開目前所在的地方，奮力奔向他處。

物和我、身體和心靈、世界和精神，都是連在一起的。
有時看來瑣碎的事物和習慣，
透過控制周圍的環境，
透過創造肉眼可見的細微變化，
就能握有掌控權；
即使肉眼看不見，
卻能鎮定心神，讓緊抓住自己的複雜心情和消極想法，獲
得控制。

遇到大大小小的感情問題、
不知該如何解決時，
不如先整理房間、洗個澡、再去跑步。
或是整理房間後去跑個步，再回家洗澡，
任何順序都 OK。

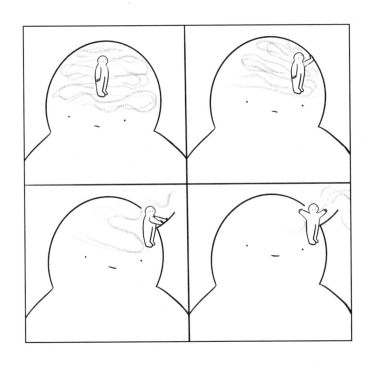

透過整理事物、淨化身體、變換場所，
心也會跟著換氣。
為澄淨的心備好空間，注入乾淨的空氣。
讓你可以再次呼吸，重新填滿自己。

迎接一塵不染、完全淨空的自己。

## 人生和暑假的共同點 _ 別管死前必做清單，來做現在就想做的事

凡事不照計畫進行，作業總是拖到最後一刻，

做事老是半途而廢，好比寫日記。

非得看到燈火闌珊處有人像外婆一樣等著我，

才領悟等待之後的相遇，是多麼溫暖的事。

像摸鹿角一樣，去進行大大小小的冒險，

不管冒險的結果如何，只要做了就會成長，

曬得越黑越幸福。

在陌生的地方遇見陌生人，

雖然大多數連名字都忘了，

但一定有跟其中幾人一起製造永遠都忘不了的回憶。

過往種種辛苦，都屬於回憶的一部分。

假期快要結束，開學的日子步步逼近。

早知道就抓更多的蟬，早知道就打更多水仗，

比起該做而沒做的事，更後悔自己想做卻沒做的事。

對於大人來說，慶幸的是即使暑假結束了，生活仍是現在
進行式。

所以，即使作業依然堆積如山，

即便寫日記又半途而廢，

就算直到現在才鼓起勇氣，

也要趁還沒太遲之前，去做想做的事。

人生與暑假的差別就在於此。

## 丟掉死前必做清單，來寫外衣清單吧

暑假過去了，生活仍然如火如荼地進行著。在這個季節過去之前、
在為時已晚之前，你有什麼想做的事呢？為什麼截止期限要設在
死前？別寫什麼死前必做清單（Bucket List）了，改成現在就想做
的外衣清單（Jacket List）吧。就像適合春天的薄外套不趕快穿的
話，轉眼就會錯過時機。在一切都太遲之前，開始做「現在就想
做的事」。

在不傷害他人的前提下，即使是莫名其妙的事、外人眼中不合理
的事、想等以後有空再做的事、需要別人伸出援手或自己能幫別
人一把的事、做完獲得小小喜悅的事、得到大大小小成就感的事、
與人際關係有關的事、可以獨自一人享受的事……什麼都好，提
筆寫在下方吧。越快開始越好，最好現在就做！

現在就想做的外衣清單 _Jacket List

_____

_____

_____

_____

_____

_____

# (　　　　　　) 的機智消費生活

舉例來說：

## 玻璃杯：買的是特殊的感受
不用塑膠杯，改用有重量感的乾淨玻璃杯，每天喝足八杯水，就會有一種款待自己的感覺。裝在玻璃杯裡的水，特別閃耀，給人帶來快樂。

## 咖啡：買的是獨處的時間
透過喝杯茶或咖啡，來完成屬於一個人的時間。這段時間能讓人暫時放下無解難題、休息一下，也能獲得提示或汲取靈感。

## 大開本素色筆記本：買的是浮現的靈感
筆記本的大小，決定思維格局的大小。雖然時不時冒出的想法可以記在手機記事本中，但想法或靈感接踵而至時，還是用大筆記本來整理最為適合。沒有線條的空白頁面可讓心靈自由不設限，若能將想法簡單畫出來也很棒。

## 不貴但吸引我的單品：買的是個人喜好
貴重的東西買得越多，只會不斷刺激欲望，結果心靈越來越空虛。貴不一定好，不如挑選自己真正喜歡的東西。
在別人看來不起眼、不符合時下潮流的風格，但若是符合

我的喜好、很適合我這個人的話，就是出色又物超所值的好物。跟你搭配起來相得益彰、能散發特殊光輝的單品，要由你自己去發掘，適合的人也是一樣。再者，既是個人喜好，就沒有必要說服他人接受。

## 旅行中煩惱該不該買的東西：買的是回憶和緣分

旅行途中苦惱要不要買的東西，最好還是買下來。因為比起買了後悔，當時沒買而悔不當初的情況更為常見。而且無需再花任何錢，每次睹物都能喚起旅行的愉快回憶。

## 驚喜禮物：買的是人際關係和心動

我們可以完全為了自己消費，也可以在為別人消費的過程中感受到心動和幸福。思考對方喜歡什麼禮物時，自然能淡化其他煩心事。對方收到禮物時露出的微笑，與我們想像中一模一樣時，心中就會萌生超乎想像的喜悅。

有些消費是單純消費，有些則是生產性消費，亦即買完之後不會覺得空虛，也不會衝動越買越多的一種消費模式。生產性消費會讓內心獲得滿足、有所改變，也能替自己的購物生活開啟另一種不大卻嶄新的契機。

最近你的消費傾向是什麼呢？

自 我 植 癒 計 畫 | Self Gardening Project

# 我的消費日記

把自己購買的東西，當成故事記錄下來，像寫日記一樣來寫消費
日記吧。對我有特殊意義的物品、每次看到心情就會變好的物品、
可以讓自己變得更棒的物品，以及因衝動消費而後悔的物品等等，
用自己的標準分門別類後，評分並撰寫評論。消費日記的內容，
恰好可以顯示你的人生正在走向何方。

**記憶深刻的消費清單**

第1類 ☆☆☆☆☆

第2類 ☆☆☆☆☆

第3類 ☆☆☆☆☆

第4類 ☆☆☆☆☆

第5類 ☆☆☆☆☆

第6類 ☆☆☆☆☆

買得真好：

買完後悔：

關於消費，我決定：

#現在是自我植癒的時刻 #自我植癒計畫10

## 細膩的個性

數過花瓣的人，
理應細數過世間的道理。

極爲細膩與極其宏大之間是相通的。

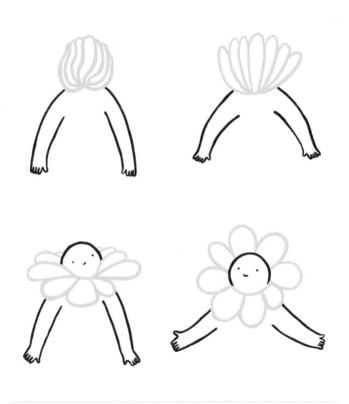

## 人生不是縱向流動，而是橫向流動

人類最龐大的固定觀念是時間。

我們被困在名爲過去、現在、未來的每一個瞬間，
過去，是我們判斷的對象，
現在，乃是必須承受的負擔，
未來，則是需要解決的課題。

遺憾無法改變的過去，
在滿足與不滿（相形之下更大）共存的現在，
不要把未知的未來當作基準，
就以我決定的主題爲主軸
來過我的人生吧。

最近生活的主題是什麼？
喜歡的、感興趣的，
無論重不重要，都需要解決的問題是什麼？
與他人、甚至是自己的關係怎麼樣？
試著寫下自己的人生主題筆記，
從第 1 章〈我〉的第 2 節〈改掉壞習慣〉開始，
到第 3 章〈關係〉的第 6 節〈與領養的貓咪變親近〉。
從對過去的後悔、對現在的不滿、

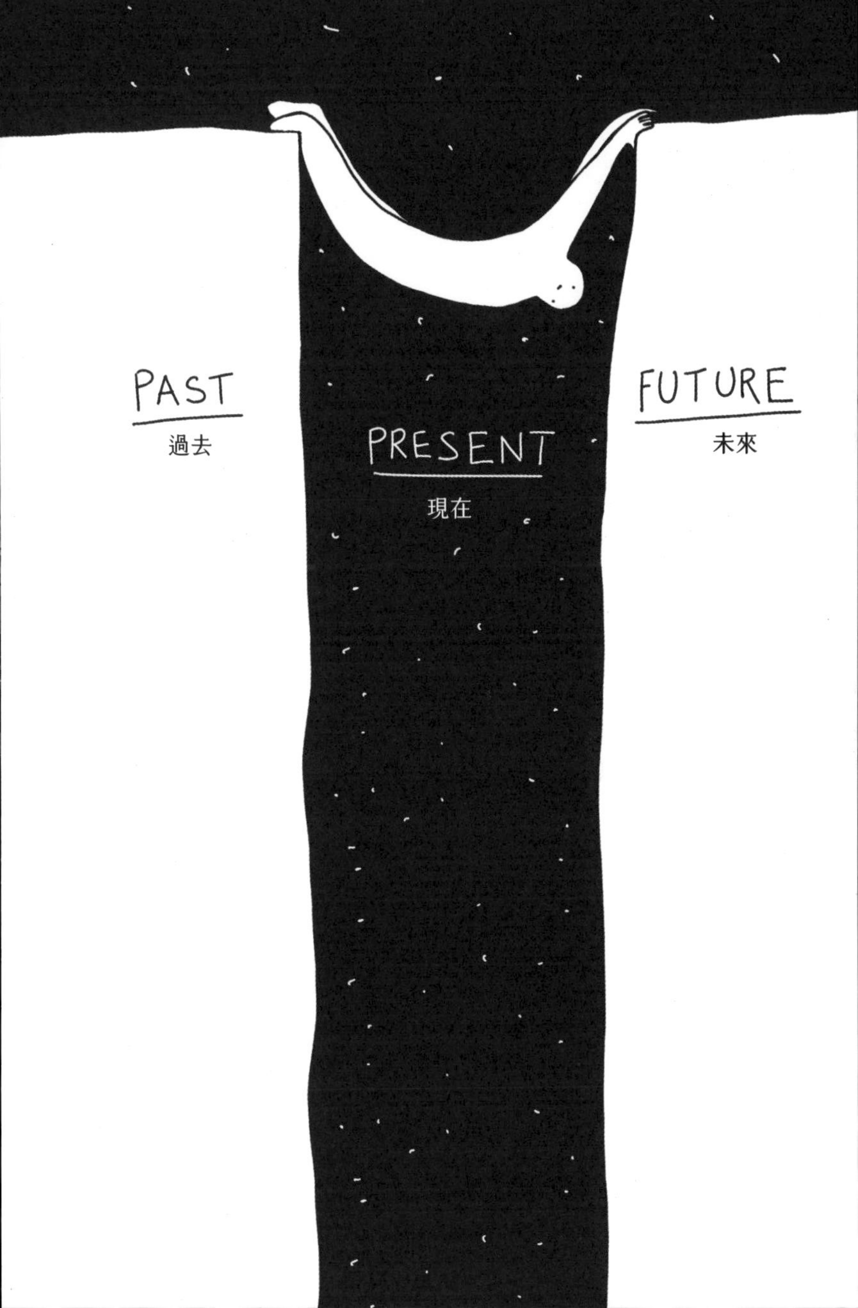
PAST
過去
PRESENT
現在
FUTURE
未來

到對未來的不安，
從不屬於任何時間的無力感中掙脫出來。
只要認真專注在屬於我的大大小小主題，
靈魂就會變得更自由，匱乏會在某個瞬間被填滿或遺忘，
好奇心和成就感會蓋過恐懼，在心中占據更重要的位置。
這樣，人生就會更豐富多彩。

人生不是縱向流動，而是橫向流動。
並非以時間為單位，而是以我的存在為標準。

我不是過去、現在或未來，
我只屬於我自己。

## 我的人生主題筆記

動筆寫下自己的人生主題筆記吧。以時間為單位過日子,會被昨天、今天、明天、幾點幾分牽著走,而遺漏了真正重要的事,但若以自己設定的主題為基準,就能展開「以我為主軸」的生活,更容易分辨孰輕孰重,知道哪些事物不容錯過,哪些事物棄之也無妨。

把工作、關係、習慣、愛情、興趣等最近關注的主題,作為各章標題,然後將具體的內容、計畫、實踐方法在每一小節中詳細敘述。這是為了讓我們更了解自己而做的記錄,所以不要有壓力,以輕鬆的心情來寫吧。

例)第 1 章・興趣

1－1色鉛筆人物畫:

最近迷上用彩色鉛筆繪製人物,想購買線上課程

🌿 第1章

🌿 第2章

🌿 第3章

🌿 第4章

🌿 第5章

## 生命是被賜予的，但生命的主角是我

再怎麼聰明的人，一天中難免會有傻呼呼的時候。
在犯傻瞬間遇到的人，只會把他當成傻子。

那也沒什麼大不了，因為只有自己最了解自己。

不去聽別人片面的評價，
不因錯誤的結論做出決定，
不讓別人的眼光定義我這個人，
不因別人的嘆息而被擊倒在地

可以隨著微風搖曳，
但不要因為他人的話而動搖。
即使動搖，也要立刻找回內在的自我，
恢復自尊。

自尊就算崩潰了，仍然可以重新培養。

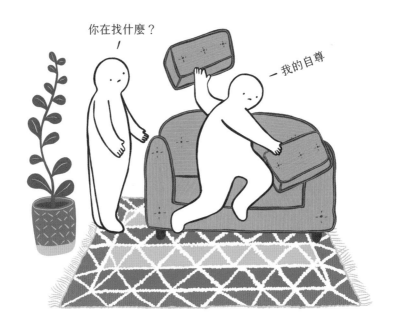

生命是被賜予的，
但生命的主角是我

# 個人單字本

我喜歡的食物，常吃的食物
會成為我的血肉、骨骼、肌肉和皮膚，形成我的外表；
我喜歡的詞彙，常說的話
也會化為我的精神、心靈和感情，形成我的內在。

因為不了解，
而想客觀了解我這個人，
只要留意我經常使用、聽到、看到的詞彙就可以了。

美食店家、房價、新品、新書、喜歡、最討厭、
散步、蝸牛、約定、忙碌、漂亮、我愛你、
很擔心、當時、現在、可愛、膩了、
皮拉提斯、減肥、面試、測試、主食、零食、
那個人、我、好吃、難吃、不知道、對。

與金錢有關，還是精神層面？
關於滿足還是不滿足？
關於夢想還是現實？

---

個人單字本：引申自「個人色彩」的一種表現方式。以人與生俱來的膚色、原
生髮色、瞳孔顏色等為基礎，藉由「個人色彩診斷」來找出適合的妝容、衣服
顏色等，展現適合的風格與良好的形象。

與挫折有關，還是希望？
與我有關的事，還是別人的事？
是八卦，還是真相？
是粗鄙的話，還是溫暖的話？
是反駁，還是共鳴？

準備兩本單字本，
一本寫下自己最常用的詞彙，
另一本
則寫下與「我的理想形象」有關的詞彙。

第一本是我現在的樣子，
第二本是我想要成為的樣貌。
第一本中如有不喜歡的詞彙就直接刪掉，
第二本中的詞彙則要多多使用。

就像「個人色彩診斷」（personal color），
可以協助我們找出讓自己更出色的專屬風格。
以常使用的詞彙來檢視自己，
看似隱祕，實則更為明顯，
可以認識外在風格無法包裝的「那個真正的我」。
了解自己的人生、自我，以及他人的態度。

雖然話說出口就消失了，
但可以從單字本上看得見的文字開始，
挑出自己不喜歡的部分，
再一點一點、具體塑造出
自己心儀的樣子。

## 12

## 個人單字本

透過經常使用的詞彙，來檢視自己的態度和形象。比起對外展露的形象，更能發現自己隱性的一面，塑造出更有魅力的樣貌及態度，設計出積極正向的日常生活主題。

| 單字本 1 | 單字本 2 |
|---|---|
| 我常用的單字 | 與理想形象有關的單字 |

🌱 1. 在單字本 1 中，喜歡的詞彙打○、想刪掉的打✕。
🌱 2. 單字本 1 中打○的詞彙和單字本 2 所有的詞彙，都要經常使用，據此具體打造出更好的我。

## 極致的幸福很少見 _ 幸福和不幸的一日輕量級比賽

在被人扯後腿的情況下，
還能不失笑容的極致幸福其實很少見。
那是人生中屈指可數的幸運。

在一週七天內，我們經常會碰到：
「他對我笑了。」
「在路上看到可愛的小狗。」
「發現一間有好喝咖啡的店。」
「跟超合拍的朋友聊天。」
「我比昨天更進步了一點。」
……類似這樣的幸福日常。
也會發生：
「他沒有回我訊息。」
「因某人態度惡劣而心情很差。」
「搭地鐵時被背包客撞了！」
「成績不如預期。」
「不小心失言而傷害別人，自己也受傷了。」
……類似這樣的不愉快日常。

幸福 vs. 不幸的輕量級比賽，
每天都會發生好幾次，
請站在幸福這一邊吧。
提高幸福的聲量，
露出幸福的表情與微笑，
重做讓你感到幸福的事。
就這樣振奮起來，爲提升幸福加油吧。

卽使不是 KO 樂勝也沒關係
至少也要以 8：4 贏得比賽。

同時要記住，
在幸福和不幸的一日輕量級比賽中，
我自己就是裁判，
這是允許並樂見裁判故意偏祖的
唯一賽場。

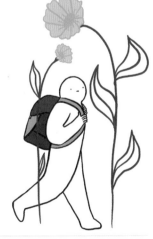

## 我只想和音樂在一起 _「完美瞬間糖漿」

人生有完美時刻。
比如對某些人來說，
一個人獨處的時間＋《Sweet Night》這首歌＋一點點疲憊＋
外頭下著雨，
若能再加上閃電的話，
真是完美無缺。

像是只要加一滴糖漿，就能做出完美味道一樣，
此時此刻，再加點「小小的什麼」，會成為完美的瞬間呢？
能夠常常創造完美瞬間、
只屬於我的「那一滴糖漿」是什麼？

把喜歡的音樂收集起來，放進播放清單，
就連不順利時，心情也能變好。
所以為了完美瞬間，
打造專屬自己的播放清單吧。

人生儘管不完美，仍有自己十分滿意的時候，
自然也會有完美的瞬間。
那個瞬間會自然產生，
但很多情況是由我自己創造出來的。

就像最愛的香草糖漿，會放在架上最容易拿到的地方，
能讓那一瞬間變美味的「完美瞬間糖漿」，
現在就放在心靈可以觸及、離你最近的那個位置吧。

能造就完美瞬間，我所獨有的糖漿是什麼呢？

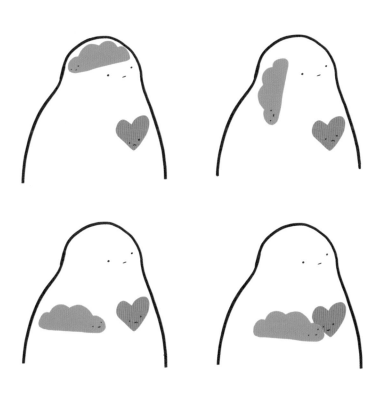

## 13

## 專屬於我的「完美瞬間糖漿」清單

能創造完美瞬間的那一滴特別糖漿是什麼呢?越多越好,如果在你想要的時候唾手可得的話,那就更好了。列個清單吧,幫你輕鬆把「不那麼完美的瞬間」變成「完美的瞬間」。

1. 讓美好瞬間變得更美好的歌曲:＿＿＿＿＿＿＿＿

2. 很想帶去旅行的書＿＿＿＿＿＿＿＿＿

3. 空氣比較好的日子,可以轉換一下心情的衣服:

＿＿＿＿＿＿＿＿＿

4. 每次吃(喝)＿＿＿＿＿＿＿＿的時候,心情就會變好,精神一振

5. ＿＿＿＿＿＿＿主演的電視劇

6.

7.

8.

## 訪問自己

喜歡的顏色？（ 　　　　　　　　　　　　　　　 ）

喜歡的歌曲？（ 　　　　　　　　　　　　　　　 ）

最近喜歡做的事？（ 　　　　　　　　　　　　 ）

與什麼血型的人最合？（ 　　　　　　　　　 ）

想養什麼狗狗？（ 　　　　　　　　　　　　　 ）

想種什麼植物？（ 　　　　　　　　　　　　　 ）

什麼情況下會發怒？（ 　　　　　　　　　　 ）

討厭哪一種人？（ 　　　　　　　　　　　　　 ）

最近想完成什麼計畫？（ 　　　　　　　　　 ）

最近做什麼事會很開心？（ 　　　　　　　 ）

最近有什麼傷心或氣憤的事嗎？（ 　　　 ）

有空的話想做什麼？（ 　　　　　　　　　　 ）

喜歡或尊敬的人？（ 　　　　　　　　　　　 ）

喜歡吃辣嗎？（ 　　　　　　　　　　　　　　 ）

想哭的時候怎麼辦？（ 　　　　　　　　　　 ）

不要提出艱澀、抽象的問題，問得越具體、越貼近日常生活越好。就像第一次談戀愛時，連對方有幾根頭髮都想知道的那種單純、瑣碎卻又有趣的問題，現在就來問問自己吧。在閱讀知名人士的採訪之前，先訪問自己：不求別人關注，由我來關注我自己。更新一下社群上許久沒變的「關於我」，把好奇心從忙碌混亂的外在世界，轉回內心世界吧。

加班、星期一早上的會議、截止日期、育兒、準備考試、幫孩子考前複習、離職、求職、新上映的電影、與電影有關的 YouTube 影片、激起購買欲的本季新品……讓我在百忙之中，仍一頭栽進去的各種外界刺激或趣味，那個連我也漠不關心的「我」。現在就問自己一些你曾經遺忘、卻會砰然心動的問題。在思考答案的過程中，或許會體認到：「啊，原來我也有過這種時候啊！」而噗哧一笑，現在就來回答這些單純的問題吧。

愛一個人會想了解對方的一切。而「我」對自己來說，是非常熟悉的存在，卻從來不曾努力去了解。想要真正的愛自己，就必須了解自己。西元前五世紀，蘇格拉底說過「要認識自己」，場景拉到現代，這句話應該解釋為「要愛自己」。

真正需要我關心的，
不是當紅明星，而是我自己。

如今世界變得如此忙碌，幾乎人人都是有目的地打拚度日，現在何不反其道而行，不帶任何目的，對「我」這個存在本身，提出最純粹的問題。在回答時，放鬆緊繃的肩膀，簡化複雜的想法，更明確了解自己的喜好。拋開一切顧慮，沉浸在可以輕鬆哼歌的愉悅心情之中。

從某個瞬間開始，重新了解許久沒有更新的自己，花更多時間與自己墜入愛河。縱使我已經跟自己很熟、即使不是

初戀，還是隨時都有可能燃起新的愛火，再一次愛上「我自己」。

記得要偶爾採訪一下自己喔。

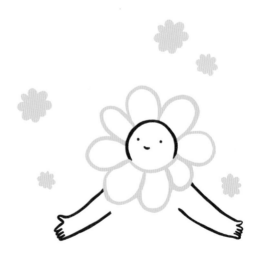

## 踩下心靈剎車的時機

心情不好時，
先暫時不要下判斷和做決定。

因為心情不好時，就跟酒後駕車差不多。

雖然自以為車速正常，
但還是可能忍不住超速了；
雖然自以為踩剎車的時機剛剛好，
但還是可能晚了幾秒；
雖然自以為很專心地注意前方，
但也可能沒發現硬插進來的那輛車。

可能會做出倉促的決定，
也可能會錯判時機，
寫出無法預測未來發展的劇本。

所以說，
一旦心情不好，
在恢復平靜之前，
請擁有屬於自己一個人的時間。

雙手鬆開方向盤，靜靜等待，
找回身體和心靈上的從容。

在人生中，
也需要適時地踩下心靈刹車。

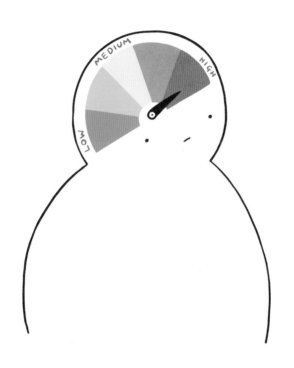

心情不好時，
先暫時不要下判斷和做決定。

## 以閱讀為名的自我植癒

1. 閱讀可以跨越時間和場所，
   是最簡單的自我植癒方式。

2. 閱讀有個優點：
   你的敵人從外表看不出你有何變化。

3. 隨著書本頁數越來越少，
   人生剩餘的篇章就越豐富。

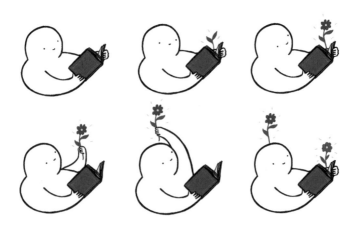

## 14

## 以閱讀為名的自我植癒

不分時間和場所、最簡單好上手的自我植癒方式，就是閱讀。完成不同主題的閱讀書單，發掘自己喜歡讀什麼樣的書。如果你願意與其他人分享這份書單，或許可以為他人帶來靈感，而你自己也能從別人的書單上發現新的「人生之書」。

❧ 能夠了解我現在關心的事、為何苦惱、對什麼感興趣——「現在正在看的書」

❧ 體現我的喜好與期望——「心願清單書」

❧ 雖然不是暢銷書，卻是——「不能只有我知道的書」

❧ 從書架上拿出來重溫過去「那個年代」——「時光倒轉書」

❧ 可以呈現內在真正的我——「我想推薦的書」

❧ 可能是我另一本人生之書——「○○○推薦的書」

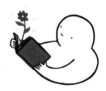

## 治癒完畢，大開殺戒吧

用安慰和擁抱、無條件的應援、溫暖的話語，
激發自己的力量，
充分治癒（healing）之後，
就是大開殺戒（killing）的時候了。

以冷靜的頭腦、堅強的意志、客觀的眼光審視自己，
廢掉那些傷害我及他人的壞習慣，
毀掉總是猶豫不決、想懦弱退縮的心，
除掉無精打彩、自怨自艾的情緒，
殺光為隱藏缺失而自找的辯解和藉口。

電影中的殺手
目標導向強烈，
計畫縝密周全，
在惡劣的條件下也能發揮能力。

以擊退內心頑強的敵人為目標，
有計畫地不讓流逝的時間白白浪費，
在充滿誘惑和各種懷疑的惡劣條件下，
發揮自己的能力，
創造持續而積極的變化。

儘管我不是沒血沒淚的正牌殺手，

但每逢太陽升起或午夜夢迴，

要止住眼淚，

收起對自己慈悲的軟弱，

瞄準出現在狙擊鏡（scope）中那個「惡劣」的我。


擁抱我的時候，不要擁抱內心的敵人。

溫暖地擁抱自己，

同時也必須洞悉並擊退內心的敵人。


治癒過後，會變成溫暖的人，

殺戮過後，會蛻變成全新的人。


兩者都能讓我成為——更好的我。

## 15

自 我 植 癒 計 畫 | Self Gardening Project

## 今天要命中的目標 _Killing Point

1. 最近想消滅的目標為何?【例】想改掉的壞習慣

2. 成功,需要的是明確的計畫,而不是盲目的意志。

◎ WHAT 何事?

◎ WHEN 何時?

◎ HOW 怎麼做?

3. 即使有明確的計畫,但可能會遇到哪些惡劣條件?
   同時準備好進階的 B 計畫。

4. 檢視我擁有哪些幫手和武器。

5. 電影中的殺手都很完美。
   因為我並不完美,更要準備好應付各種不利條件的口袋計畫。

## 煩惱的相對論

Fact 1. 你是宇宙中無比渺小的一粒沙。

Fact 2. 你眼前有一個無比巨大的問題。


有時，不要從非文學而主觀的角度，

從科學而客觀的角度看問題會更好，

內心的煩惱，會因此可以相對（或絕對）地變小了。


如果現在遭遇的問題，

讓你覺得太嚴重、太奇葩，

可以閉上眼睛想像一下它的樣子。


想像它走出了你狹窄、黑暗的心靈，

想像你往上升高，看著房間就在你的腳下。

俯瞰你住的那棟大樓。


你越飛越高，

建築物和汽車，都變得跟玩具一樣迷你。

遠遠的那一頭，道路和河川都變成了一條條細細的線。


繼續往上，飛得更高一點吧。

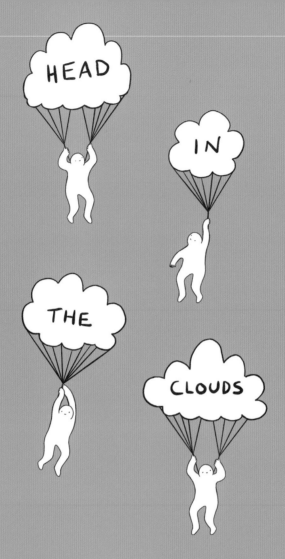

你的問題並不比星星特別。

● 「head in the clouds」可以用來描述某人 「心不在焉，注意力不集中」，也可用
　來表達 「脫離現實，做白日夢」，在此比喻「讓思緒自由，異想天開，盡情作夢」。

如果升到了比雲更高的地方，
就會看到下面有一塊地。
地上大大小小的問題和作業、
負擔和不安、喜悅和歡愉、悲傷和憤怒
都混雜在一起，無法辨認真實面貌。
最終眼前所看到的，
盡是蔚藍天空，朵朵白雲。

再往上飛，
會看到藍色的地球就在你的腳下。
靜謐的幽黑宇宙和星星會讓你的心平靜。

好，現在以平靜的心情，
緩緩地降落在現實中吧。
在地球之上、雲端之上、屋頂之上，
在你坐著的椅子上。

儘管問題依舊，但你的心
已經變得比那些問題更大更寬。
你會發現，
你的問題並不比星星特別，
端詳現實的雙眼，輕盈也輕鬆了不少。

## 心淋浴 2

就像每天有吃飯時間、
睡覺時間一樣，
每天也必須有「心淋浴」時間。

忙碌了一整天，工作來到尾聲，
擺脫他人任意評斷自己的視線，
摘掉名字前後的頭銜或稱謂，
啪一聲，拍掉在腦中盤旋不去的失誤。
把關於我、關於別人的壞念頭，
一個個洗乾淨
用軟綿綿的「安慰毛巾」擦乾，對自己說：
「好，今天也做得很好。」
終於可以成為舒服又柔軟的自然人——
我變成了（　　　）。

結束心的淋浴後，可以穿著舒適的衣服隨意做些什麼。
看看朋友推薦的 Netflix 影集；
拿出個人精選的暢銷書來讀；
在筆記本的空白頁面上寫下天馬行空的想法；
無念無想地專心打電動；

● 心淋浴：出自《摸摸心情》（暫譯，本書作者著作之一）中的〈心淋浴 1〉。

或者什麼都不做，單純地發呆，也很好。

心淋浴可以讓保護心靈的肌膚更加水潤健康。

心中一碰就會痛、很在意的痘痘，會不知不覺地消失，

粗糙不平的情緒，也會變得平和而寬容。

在一天的尾聲，安靜地度過屬於自己的心淋浴時間。

不管是身體淋浴，還是心的淋浴，

就算時間很短，

也能讓心情保持舒暢，容易入睡。

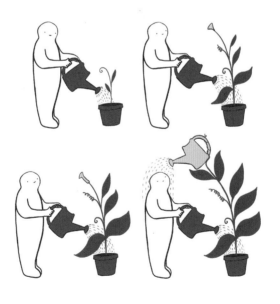

修剪整理

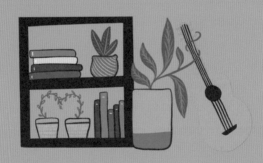

放掉負面情緒，
讓心靈自由

## 語言的非所有權

不要揣測言外之意，
不要試圖從所有話語中尋找意義。

縱使說者有意，
也當作毫無意義而直接跳過。

就像無用之物可以果斷丟掉一樣，
他人口中無用的話也一併扔掉吧。
就像整理好房間，心靈和生活會變乾淨一樣，
只用對我真正有意義的東西來填滿。

就像有些東西非我所有一樣，
主張有些言語非我所有，很有必要。

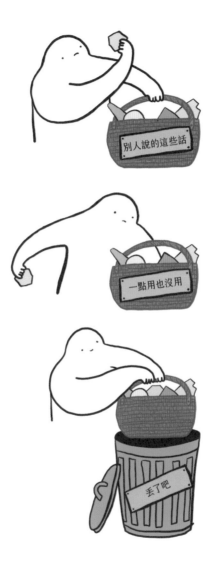

## 主觀上討厭的話 _ 煩躁的濾鏡

雖然我們有自信，
可用理性客觀的角度來看待別人，
但衡量別人時難免會感情用事，
特別是接收他人所說的話。

不太體貼的話，
毫無想法的話，
有點煩人的話……
有時連聽到沒什麼惡意的話，
都會非常生氣；

其實我並不是討厭那句話，
可能是討厭那個人，
或者是那天我的心情特別糟。

如果是別人轉述，而非當事人直接對你說；
如果是事後才聽到，而非當下，
那樣的話聽聽就好。

越是討厭的人所說的話，

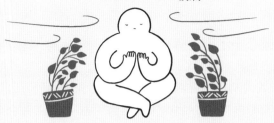

BREATHE IN 吸氣

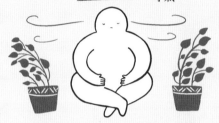

BREATHE OUT 呼氣

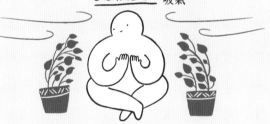

BREATHE IN 吸氣

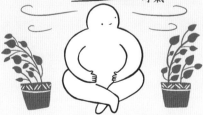

BREATHE OUT 呼氣

越會觸動我的敏感神經。

試著練習左耳進右耳出，
那些一聽就討厭的話
是加了一層煩人濾鏡的話；
可能還會在我的體內引起化學反應，
由於耳朵無法自動關閉，
這時可以呼出一口氣，
連同那些話一起吐向遠方。

如果能客觀地審視自己的內心，
就可以不再主觀地接受別人說的話。
至於客觀來看都令人討厭的話，
就無須長時間放在心上。

從他人話語解脫自由之後，
我們會變得更溫和、平靜，也更爲堅強。

## 心傷與疼痛的時差

獨自一人時突然流下眼淚；
在回家的公車上突然陷入憂鬱；
明明以爲自己很開心，
沒想到一轉身，內心卻一陣發麻。

這時不必驚慌失措，
與身體的傷口不同，心靈的傷口
和疼痛之間有著時差。

受傷的瞬間不會立刻察覺，
等到稍晚或數小時後，
等到獨自一人
處於安靜的空間裡，
痛苦往往姍姍來遲，
這才明白原來「我受傷了」。

這樣反而更好，
不會眾所皆知，
不用聽他人隨口安慰，
可以靜靜地觀察自己的傷口。

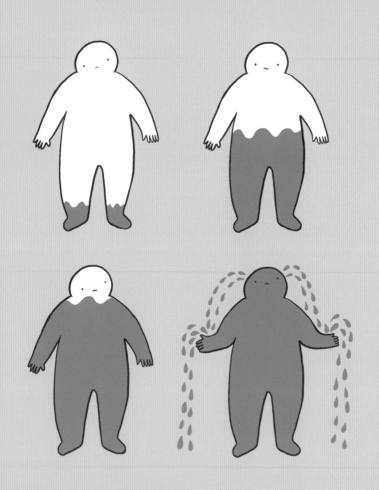

與身體的傷口不同，
心靈的傷口和疼痛之間有時差。

該抹紅藥水，還是塗藥膏；
要用繃帶包紮，還是就這麼放著不管；
這是什麼樣的傷口？該怎麼處理？
我有充裕時間好好地想想，
抱持這種念頭的話，一定能治癒。

所以，不要因遲來的疼痛
而感到驚嚇或憂鬱。

好好看著傷口，
意味著獲得更深入了解自己的機會。

# 「你太敏感了」這種話很 mean*

不要對別人說：「你怎麼這麼敏感？」
製造傷害的是你，受到傷害的是他。
所謂敏感，
是否認自己造成傷害，
把錯都推給對方的卑鄙藉口。

世界上沒有不敏感的人。
只是「對別人的傷痛」不敏感而已。

因為是別人的傷痛，而不想負責或道歉，
或是自尊心太強而不願低頭認錯，
不想花時間和心力去理解別人的心情，
不管是什麼原因，都能將指向自己的箭轉個彎，
輕易怪到對方頭上，
而說出了「你不要這麼敏感啦」。

那麼要對方別太敏感的人
是不是對自己的傷口也不會敏感嗎？
不是的。
越是會那樣說的人，面對自己受的傷，

* mean 在此表示「惡意」、「自私」等意思。

反應會更加敏感。

你今天有沒有對某人說：

「你是不是太敏感了？」

細細回想一下自己的言行，想想為何會覺得對方太敏感？

其實不是那人太敏感，

可能是你太「mean」了。

## 笑容裡藏著孤獨 1

在酒吧裡與好久不見、不太熟或不想太熟的人聚會；
跟不想聊私事或心事的同事聚餐；
因為小孩年紀差不多而認識、
但實際上並不合拍的家長邀約開趴；
離職後就斷了聯絡的前同事，因公事再次碰面。
在上述場合中，除了對「時間過得很快」有共鳴以外，
沒有任何共同點的人們。

聚會上喧囂不已，但內心卻沉默不語。

在笑容裡藏著孤獨。
隱藏起我的心，只有我自己知道的孤獨。

但仍有許多人在那一瞬間看出我的孤獨，
光是知道這點就足以獲得安慰。
那種孤獨，是我們長大之後必須忍受，
也是有能力承受並負起責任的孤獨。
忍受孤獨的過程，可以累積更多與人相處的歷練，
從各種關係中窺見不同人生、
體驗人生的另一種光譜。
即使是不太情願的邂逅，

也有可能發現和我很合得來的人。

熱鬧的聚會結束後，回到獨處的時間，
在一個人的房間裡，
舒舒服服地窩在略顯斑駁的皮製老沙發上，
觀賞上次沒追到而期待度更高的劇，度過一個人的時光，
因為是自己選擇的，所以一點都不孤獨。
這種舒適的獨處時間
像是一種補償，讓我可以更開心、更平靜地接受下來。

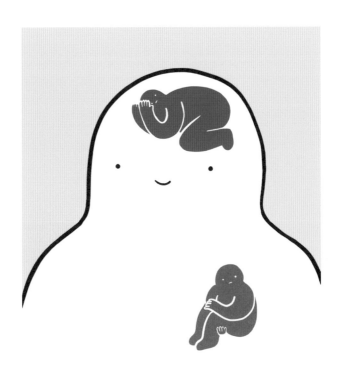

## 笑容裡藏著孤獨 2_ 不笑的自由

我有不跟著罐頭笑聲笑出來的自由；
我有不用強迫自己跟著一群人嘻笑的自由；
面對上司的冷笑話，我有不笑的自由；
遭受失敗打擊後，我有不用勉強露出無所謂笑容的自由；
明明心裡受傷，我有不用故意大笑來遮掩心傷的自由；
我有不用害怕破壞關係而假笑的自由

這些裝出來的笑容，會讓你吞下苦澀，
感到加倍的空虛和痛苦，
請知道你擁有不笑的自由。

此外
一年挑出幾天訂爲「不笑日」。
每逢不笑日，
讓自己收起假笑，深度面對內心，
聽到不好笑的冷笑話，有時可以冷處理，
不用被周遭人的假笑所影響；
儘管我的感受與大多數人不同，也理應受到尊重，
受傷或失敗之時
給自己時間好好沮喪，好好平復。

然後

覺得想笑的時候，盡量放聲大笑，

就能卸下偽裝，露出真心的笑容。


還有一點很重要，

別人也有不笑的自由。

遇到有人面無表情，就一笑置之吧。


我們時常會忘了自己擁有這種微小而必要的自由，

亦即不笑的自由。

對自己和他人，記得有時要釋放這種小自由喔。

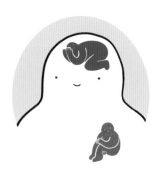

# 給自己足以忘記的時間

明明討厭那個人，卻不刪除他的聯繫方式，
或許是為了不接起那人的電話。

別被不容易抹去的痛苦回憶或傷口綁住；
就像某人的電話，
我隨時都可以刪除卻不刪除，
為了避免類似的情況再次發生，
請想成你早已把號碼存在腦中和心裡了。

這樣一來，就無須強迫自己忘記，
而是可以給自己充足的時間去忘記。
儘管哪天觸發了啟動記憶的開關（trigger）＊，
想起了那段回憶，也不會動搖，
總有一天能內心毫無波動地淡定面對。

對於想要忘記卻難以忘卻的人或事，
給自己充足的時間去淡忘。
即使一時忘不了、走不出來，也無須著急。

就像被你遺忘在某處的外接硬碟一樣，
你會發現在某個不經意的瞬間，
你的心裡早已沒有它存在過的任何痕跡了。

＊ 開關（trigger）：原指槍械的扳機，衍生表示引發一連串事件的誘因或導火線。

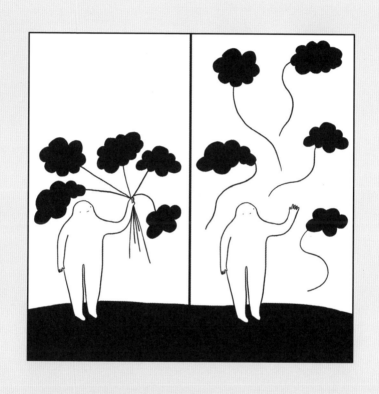

對於想要忘記卻難以忘卻的人或事，
給自己充足的時間去淡忘。

# 苦於人際關係的 4 大真相

**當你因人際關係而痛苦時，真相 1：**
折磨你的人，
其實並不在乎你有多痛苦。

**當你因人際關係而痛苦時，真相 2：**
比起折磨你的人，
支持你的人更多。

**當你因人際關係而痛苦時，真相 3：**
諷刺的是，就像我們常想到喜歡的人，
討厭的人，也常出現在我們的腦海裡。
如果那討厭鬼現在就在你的腦中，
請想想有必要這樣下去嗎？

**當你因人際關係而痛苦時，真相 4：**
人的記憶力並沒有想像中的好。
現在這一刻的痛苦，日後很有可能忘得一乾二淨。
所以不要痛苦到吃不下眼前的美食，
不要看電影也想著心裡的苦，
沒有必要浪費寶貴的「現在」，剝奪自己做重要事情的時間。

結論是：當你因人際關係而痛苦時，你永遠都能讓自己不
那麼苦。

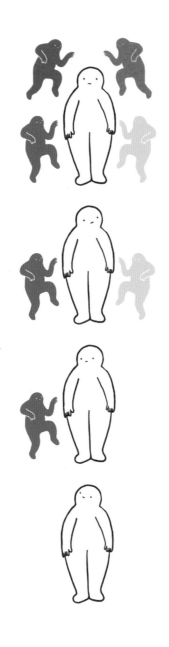

## 窩在被子裡痛快毒舌

一聽就會後腦杓一陣刺痛的一句話；
可以同時釐清狀況和先發制人的一句話；
讓人百口莫辯、瞠目結舌的一句話；
憤怒和淚水同時湧上心頭，一刀見血的一句話，

為什麼現在才想起來？

我們在與他方爭執時
常常會錯過回敬對方的關鍵時間。
總要等到回過神來、睡前窩在被窩中時，
才會變成最厲害的毒舌家。

沒關係。
早知道當時就該一吐為快的那句話，
如果當時真的說了，現在恐怕會後悔莫及。
腦子一熱不顧一切，只想傷害對方和自己之前，
先把想說的話留在心靈的停車場，才是更好的作法。

那樣一來，
儘管不是衝鋒陷陣的鬥士，
至少守住了人品。

## 16

## 祕密毒舌日記__憋著不說很苦，我知道

作家艾倫・狄波頓（Alain de Botton）受訪時曾說過，他第一次寫文章是因為心情不好。不要與人惡言相向，不如激發創造力，在個人的空間裡提筆寫下一篇不吐不快的毒舌日記！看完後用橡皮擦擦掉，同時也從你的心裡抹去。

---

祕密毒舌日記

---

※ 原文「임금님 귀는 당나귀 귀」是指「國王的耳朵是驢耳朵」，原本出自童話故事，在韓國廣泛引申表示：1 天底下沒有永遠的祕密；2 人是藏不住祕密的；3 憋住祕密不說真的很痛苦。

#現在是自我植癒的時刻 #自我植癒計畫16

# 不接受提問的權利

人與人之間的距離，是分階段的，
根據不同階段，提問的深淺也有所差異。

## 1. 安全提問階段，又稱「聊天氣」階段

見了面會打招呼的關係，可以聊聊天氣等不具爭議的人
類共通話題，提出安全無害的問題。

例：天氣很好吧？今天空氣好像比較差？疫情對世界的影響真大。

## 2. 輕鬆提問階段，又稱「Netflix 聊追劇」階段

處於關係剛開始的階段，根據片面的現象與實際狀況、
個人嗜好等，提出較輕鬆的提問。

例：你最近在追 Netflix 哪部劇？週末都做什麼？喜歡吃什麼食物？

## 3. 個人身家提問階段，又稱「父親做哪一行的？」階段

對於個人身家背景或興趣，提出更深入的問題。不過就
算是看起來尋常的問題，也可能因人而異，對方或許會
覺得敏感和不舒服，因此這個階段需要更加小心，要盡
可能地顧慮到各種層面。

例：將來打算結婚嗎？找工作還順利嗎？有沒有計畫生寶寶？

## 4. 感情好提問階段，又稱「剛才幹嘛生氣？」階段

從個人隱私、實際情況、亟想隱藏的情緒感受等，都能

互相提問的階段。代表彼此已有一定程度的了解，關係非常密切。但無論多麼親近，還是會有彼此都不知道的一面，更要用心經營。越是深入的問題，越有可能在無形中造成傷害。

例：你剛剛幹嘛生氣？那個難題解決嗎？你和另一半最近還好嗎？

根據親疏遠近，提出適合的階段性問題。倘若問題越了線，就會讓彼此都感到不自在。

舉例來說，明明還在階段1「聊聊天氣」的關係，卻突然問對方階段3的問題「將來打算結婚嗎？」，就像私人領域被陌生人侵入一樣，對方會覺得自己被冒犯了（問題會因不同情況而有所變化）。跳過階段隨意提問，就像省略了必要的禮節一樣，有種被不熟的人所窺探、侵門踏戶的感覺；想憑幾個問題就想定義我這個人——複雜的生命個體——給人不想腳踏實地、就想打好彼此關係的不好觀感。

即便是同一個問題，要是沒有拿捏好尺度而在錯的階段提出，不但失禮，也會失去對方的信任。關係越是親近，越要以關懷和理解對方為基礎來提問。

對方在沒有任何防備下接受提問，即使沒有回答，內心也會問題本身而受到程度不一的傷害（尤其逢年過節親戚之間常會亂問問題）。

因此，替對方著想是提問者的責任。關係的經營必須循序漸進，不要爲了快點認識一個人而隨意越線，問出不該問的問題，應該要透過雙方共同經歷的事件和時光，逐漸了解彼此。

建立眞正的關係，需要的是時間，而非問題。別拋出別人不願回答的問題，而是要一起分享彼此都樂於分享的故事。

每個人都有不接受提問的權利。

## 床上的和平主義者

戰自己很累，
戰別人也不容小覷。

週日下午，適合放下所有爭鬥，
躺在床上當個和平主義者。

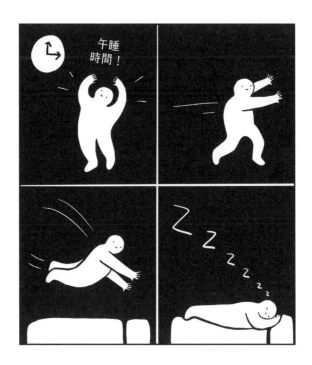

## 心很累、很累時

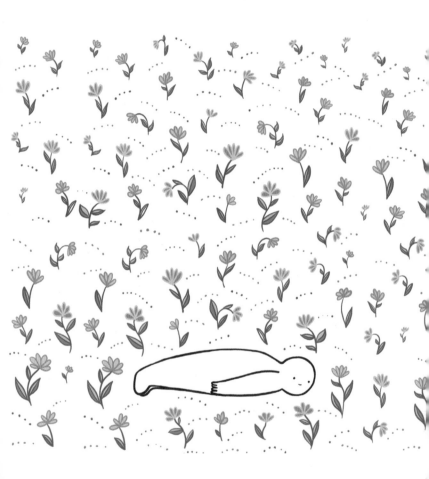

越是心累的時候，更要找個花叢趴下來，
好好珍惜我自己。

## 「他是好人」「他不是好人」
## 「他是好人」「他不是好人」……不要太快做出評價

就像一邊摘掉花瓣，一邊問：

他愛我。

他不愛我。

他愛我。

他不愛我。

他愛我，

他可能不愛你。

這樣自問自答，心只會越來越亂。

他是好人。

他不是好人。

他是好人。

他不是好人。

他是好人，

他應該不太……

我們對某人的評價，

常會因為不同情況和事件而改變。

所以不要為了急於得到結論，而做出錯誤的判斷，

在無關第三者 Z 面前說 B 的壞話；

直接與某人保持距離、劃清界線；
「你似乎不是什麼好人」
直接對著某人說出這番話；
在做出結論前給彼此都保留一點餘地，
多給別人一點空間，
同時等待著可以更加了解那個人的機會。

判斷錯誤時
只要默默地在心靈黑板上修正過來就好。

如果那人是好人，就無須猶豫不決
可以再次拉近彼此之間的距離。
即使那人不算好人，
明天再討厭也不晚。

「你臉色看起來不錯啊。」（其實我內心很痛苦）
「你們關係真好～」（其實我們正在冷戰）
「好羨慕你能享受獨處的時間。」（孤身一人其實很寂寞）
「做得好，運氣真好！」（始終孤軍奮戰不敢鬆懈的我）

完全不了解情況，
不知問題有多嚴重
不明白真相為何，就隨口說出來的話，
在我最難熬的時候，很有可能會深深刺痛我的心。

但那些話，都是不經大腦、不會看臉色而說出來的，
其實毫無殺傷力。
針對並無深刻理解和共鳴，只因片面觀察就說出的
無心之語，
你能採取的處理方法
就是不想不聽不往心裡去，直接讓它過去。

我們只知道某人的局部，而非全部。
「這個人或那個人，這樣看或那樣看，是這樣或那樣的人。」
「沒錯，他個性就是這樣啦；不對，他一定是那種人。」
因此不要輕易斷言，也不要隨便說三道四。

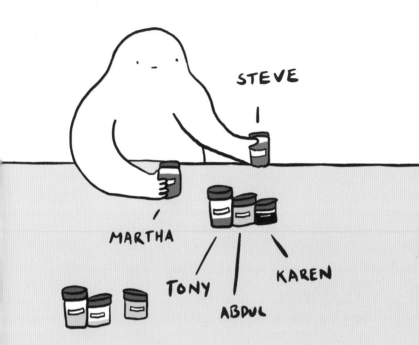

不要只因人的某一面或你對某人的印象，
輕易地將人分門別類。

除非世界上眞有所謂的「分身」存在，
不然就像我自己是
世上獨一無二又複雜微妙的存在；
每個人都一樣，
都是很難去分類或定義的獨立個體。

我對某人的感覺並沒有正確答案，
所以我對某人的評價
很可能有嚴重的偏差。

就算你是收納狂，
但你面對的是不同的「人」，
千萬別輕易地分類或分小團體。
不要隨便定義或判斷，
因爲每個人一定都有你不知道的一面，
讓我們敞開心胸，相信每個人都有更多未知樣貌的可能吧。

不是只有電影才有開放結局，
對人而言，每個人都是開放的結局。

## 愛著當下，活在當下 _Love your present, Live your present.

不沉湎於過去的榮光，
期許自己成為愛著現在的人。

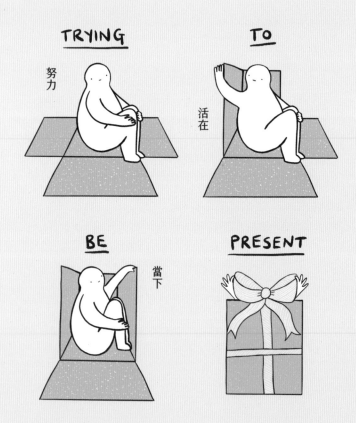

# 被討厭的人也有優點

1. 擴大「你的人類光譜」，讓你對人類多一點認識。

2. 讓你體驗到全新的情感（即使是負面情緒）。

3. 你能善用（第2點提到的）情感，燃燒屬於你的的藝術魂（例如：有靈感寫出小說中的大反派、想到極致的撞色搭配等等）。

4. 深度了解自己，給自己反省重來的機會（例如：自己對外部刺激的抗壓性有多大、反思自己與那人相似與不像之處）。

5. 下次遇到同一類人時，可以不慌不亂，冷靜面對。

6. 對與那人完全相反的自己，心存更多感謝。

7. 倘若你原本討厭的人，最後事實證明是個大好人，你就能嘗到結局大逆轉的滋味。

8. 體會到「人類都是健忘的」這個事實（總有一天，你會發現自己完全不記得當初折磨過你的人叫什麼）。

9. 最諷刺的是，你會更積極正面的看待這個世界（連我討厭的人身上都有這麼多優點了啊！）

作者證言：我之所以能寫出這篇文章，就是用第2點產生的情感，激發出第3點提到的燃燒藝術魂，而且也完全符合第8點所說，我完全想不起來是為了誰而提筆寫下此文。

## 討厭的人就像店裡的客人 _ 錯不在你

試想你在藥局當藥師或是在便利商店打工，五分鐘前的客人對你十分親切有禮，但這位客人卻隨手把錢往櫃臺一丟，超沒禮貌。五分鐘前的你和現在的你，有什麼不同？你還是同一個你，只是遇到的人性格、態度不同而已。別人對你的言行舉止，原因並不在你，而是在那些人身上。

如果你今天因為某人而遇到了超乎想像的荒謬情況，為了找出原因而不斷反省自己，而浪費你的感情、時間和精力，結果無法專心去做更為重要的事，這時要記住，那人在我的人生中只是路人甲，就跟在藥局或便利商店來來去去的無數客人一樣。我們會遇到各式各樣的人，這就是人生；剛剛遇到的那個人，這輩子都不會再遇到了，這也是人生。讓你無法理解的那個怪人，在別人眼中也是怪人的機率很高。

就像店員不會記得自己服務過的無數客人，今天破壞你心情的人也不會讓你永誌難忘，你只要記住，讓那人像一般客人一樣離開你的心就好。

送走終將會遺忘的客人，專注成爲更好的人，那麼下一位遇到的好客人，就不只是客人，而是美好的緣分。

同時也要記住，自己去別家藥局和便利商店時，也要努力成爲一個好客人。

在生活中，我們都是彼此的客人。

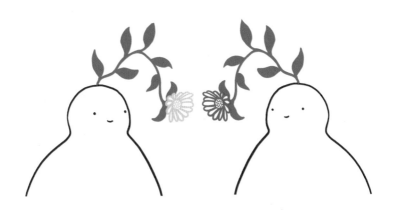

## 我不是超市的塑膠袋

我不可能讓每個人滿意，我不是超市的塑膠袋。
我不可能討每個人喜歡，我不是剛烤好的麵包。

我不需要努力成爲每個人都能用的多功能塑膠袋，
也沒有必要強迫不適合我的人配合我。

不要因爲有人不喜歡我而沮喪，
不要因爲我不喜歡的人而武裝自己。
不要因此浪費感情，浪費時間，浪費我自己。

對於最傷人的話，不要耿耿於懷，
不要因爲某個人而故意繞道而行，
不要在社群發文罵某個特定對象，
多吃點美食，好好睡覺。

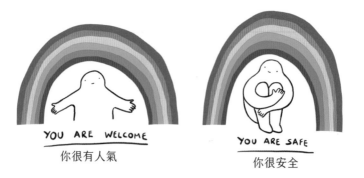

不要把精力傾注在絕對走不到最後的關係上。
時間會幫你好好整理的，
就交給時間吧。

了解我的人，
我喜歡的人，
我自己和對我很重要的事，
身心的能量就該用在這些地方。

人與人的關係，貴在選擇和專注。
不會把我當成可以隨手丟在路邊的塑膠袋，
而是像對待新買包包一樣珍惜我的人；
像剛烤好的香噴噴麵包一樣，只要一想到
心情就會變好的人。
專心對待和自己合得來的人，
關係就會變得更加融洽。

人與人的關係，重的是「質」而不是「量」。

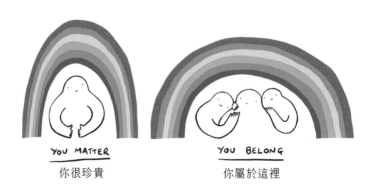

YOU MATTER
你很珍貴

YOU BELONG
你屬於這裡

# 與蝴蝶、蜜蜂、星星的美好邂逅

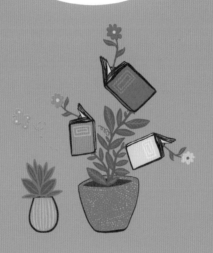

良好的關係，
讓你的世界更美好

## 蝴蝶的喜好

鳳蝶喜歡紅花，
白蝶喜歡白花。
鳳蝶喜歡丁香、山楂樹、紫盆花、薊花，
白蝶喜歡油菜花、白菜花、蘿蔔花、蒲公英。
蝴蝶各有各的喜好。

就像不同品種的蝴蝶有各自適合的花色和香氣，
每個人也擁有適合自己的顏色和香氣。

什麼都不做，就能互相吸引，
不費吹灰之力，就能相處融洽，
「這人真不錯。」遇到對的人會不由自主產生這種想法，
覺得跟此人在一起，比獨處更舒服自在。

跟著蝴蝶振膀律動作畫的話，能畫出很棒的抽象畫。
雖然想找到適合自己的人並不簡單，
但這段過程會成為美好生活的軌跡。

就像蝴蝶鼓動優雅的翅膀，在草地上飛舞，
同時發現休息處和食物一樣；
漫步在都市叢林的人群中，

也會遇到這樣的人，
讓我可以安心休息，也能給我動力向前進、
一個與我興趣相投，宛如花蜜一樣的人。

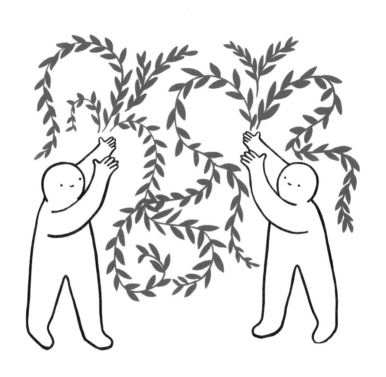

就像不同品種的蝴蝶有適合各自的花色和香氣，
每個人也擁有適合自己的顏色和香氣。

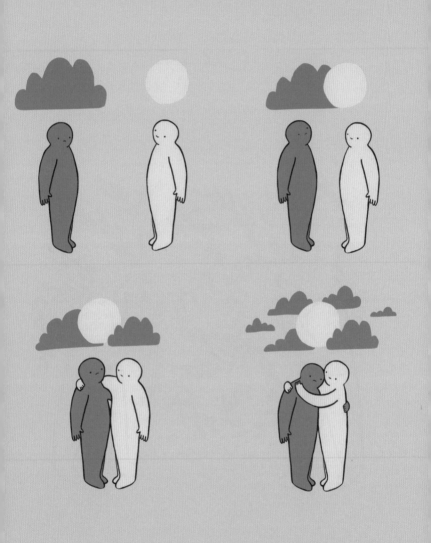

## 如海上暖陽的人

當你位居高位時，人群如潮水般湧來，
當你退位時，人群如退潮般散去。
但你的身邊總會有像太陽一樣的人，
所以海上日出日落依舊，浪漫美麗如常。

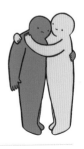

## 友情是天然食品

值得慶祝的事，不要硬加上「時間」這種調味料；
值得同情的事，別放入「幸好不是我」這種名為
「放心」的添加劑。
悲傷的事，不該摻雜「虛假淚水」的味道，
思念之情，只會讓思念更濃。
這就是真朋友為我調配的心靈健康情感配方。

像家常便飯一樣樸實無華，
像在果園現摘的水果一樣新鮮，
像黑巧克力一樣純粹。

真正的友情
就像新鮮無毒的天然食品，
對我們的身心好處多多。

付出的一方很好，
接受的一方也好。

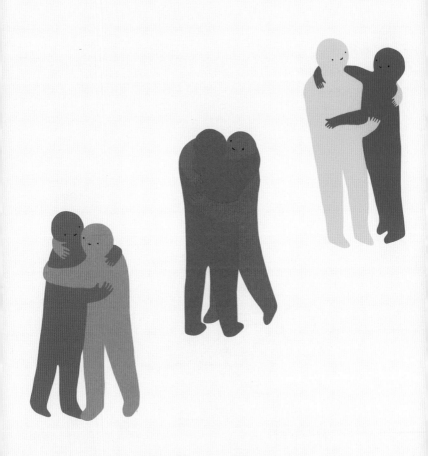

真正的友情就像天然食品，
對我們的身心好處多多。

傾訴和傾聽之間的平衡，
就是關係的平衡。

如果你是只說不聽的人，
每段關係不是太沉重，就是太膚淺。

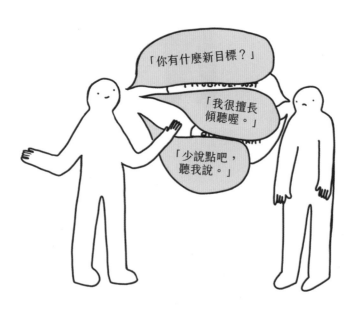

## 表達悲傷的方式

每個人表達悲傷的方式不盡相同，
因此很容易產生誤會。
有人會把從原因到過程，從頭到尾全都說出來；
有人則是不輕易流露悲傷和情緒，
習慣獨自一人面對。

善於分享悲傷的人，與不分享的人之間
感覺似乎有一層隔閡，有時也會因彼此關係太疏遠而失落。
習慣自己消化悲傷的人，若是還要接收他人的悲傷情緒
只會感到吃力。

當你清楚每個人表達和分享悲傷的方法不同，
就會知道這跟關係好不好無關，
自然也不會覺得是沉重的負擔。

彼此的關係就會更近一點，相處起來也會輕鬆一點。

就像何時流淚？流多少淚水？也是因人而異，
了解「悲傷方式各有不同」這件事
與認同悲傷本身一樣重要。

# 都市的保護色

即使到了現代，都市裡的人們仍會用各種保護色
來隱藏真正的自己。

為了看起來很有深度而裝酷的保護色，
為了看起來不好欺負而冷言冷語的保護色，
為了不讓人覺得輕浮而正經八百的保護色，
為了掩蓋柔弱本性而濃妝艷抹的保護色，
為了不想讓人知道自己很渴望愛情，
而裝成高嶺之花的保護色。

但這樣一來，保護色之下真正的自己就會被遺忘。
不是沒深度，而是愛笑的你，
不是好欺負，而是生性體貼的你，
不是輕浮隨便，而是待人隨和的你，
不是軟弱，而是感情細膩的你，
不是「渴愛」，而是「可愛」的你。

何不脫掉保護色，鼓起勇氣展現自己的本色，
可能還是有人會以為你很隨便、很好欺負，
你可能還是會被誤會，
但真心待你的人
會馬上認出你真正的面貌。

他們也會脫掉保護色，展現自己的本色，
真正的關係，就從這裡開始。

雖然都市滿是混凝土的灰色，
但你並不需要變成灰色。

用保護色隱藏自己的
我們都很美很美。

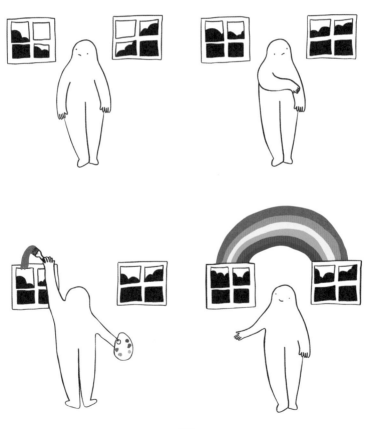

## 惡魔剪輯

惡魔剪輯，不只存在於電視節目當中。

我觀察別人的方式，
別人窺視我的眼神，
當中就藏有惡魔剪輯。

將對方套入我心裡設定的角色，
刪除好的一面，凸顯不好的失誤，
在對方展露眞心或純眞時打上「懷疑」的字幕，
以對我有利的方式爲他的言行掐頭去尾，畫上句點，
將一時的失誤，擴大成那人怎麼做都錯⋯⋯
剪輯手法之多，五花八門。

用了惡魔剪輯的電視節目，
至少創造了趣味；
我們內心的惡魔剪輯，
只會製造誤會。
電視上的惡魔剪輯，
緊緊抓住觀衆的心；
我們內心的惡魔剪輯，
只會妨礙關係的發展。

想想自己
是否在不經意間成了惡魔剪輯師，

把別人的言行和心意都剪過一遍。

每段關係最大的敵人
不是大大小小的事件，也不是對方說錯話或做錯事，
而是觀察和調整這段關係的剪輯師，
也可能是我們看待外界的觀點。

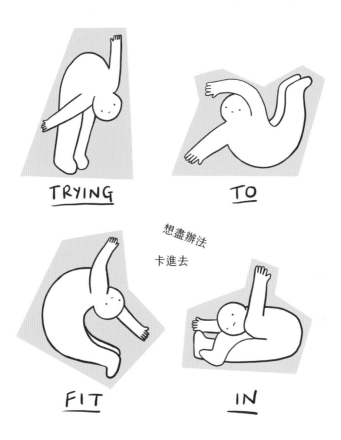

TRYING TO

想盡辦法
卡進去

FIT IN

## 類比的關係 1

常換社群簡介的人，喜歡受到關注。
常換社群簡介的人，喜歡立定志向。

常用表情符號的人，想要隱藏感情。
常用表情符號的人，個性和藹可親。

不立即回覆的人，對我毫不關心。
不立即回覆的人，是很忙碌的人。

錯字很多的人，是不體貼的人。
錯字很多的人，手指不太靈活。

我們時時刻刻都在設法辨別和解讀別人，
會因別人細微的反應，
而心情時好時好，起伏不定。
我自己生悶氣，自己排解情緒，
使用的社群越多，越容易感到疲憊。

放下這些消耗能量和毫無意義的事，
對網友、鄉民、酸民的反應淡然處之，
開始在網路以外進行真正的對話。

跟朋友在社群上吵了架，就直接約出來吧，
見面不到五分鐘就會和好的。

類比，讓人際關係單純化，
數位，讓人際關係變複雜。

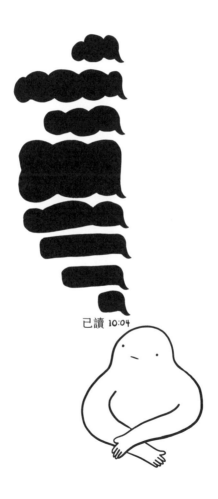

## 類比的關係 2

LINE 上好幾天都未消失的「1」
已讀不回的對方
追蹤人數老是上上下下
不想接受的加好友申請
意外被朋友封鎖了
冷冰冰訊息導致發生嫌隙

：十多年前，以上所述都不會令我們心煩意亂。

隨著科技發展，人際關係的技術也變得複雜。
與人交往，需要擔心在意的事變多了，
即使在真實世界完全不認識、不算認真來往過的人，也要
小心照顧他們的心情。

然而
不要在意那些連名字都不知道的人，
與絕對不會弄錯名字，
可以在網路之外見面的人分享彼此的真心吧。

四目相接，
聽見聲音，
注意對方換了什麼新髮型，

開心地分食各自喜歡的料理，
分享那些無法用指尖傳遞、
眞摯又意想不到，
說走就走、上山下海的故事吧。

科技可以帶來方便，卻也造成不便，
而眞正能讓心靈平靜、
帶來溫暖的是———人。
眞正親近的人，是在我身邊的人。
不是經常按讚、
傳送表情貼圖的人。
是我隨時找得到，隨時陪在我身邊的人。

不要用鍵盤敷衍「好好笑」，
應該坐在一起哈哈大笑；
不要傳「哭臉」的表情，
而是淚流滿面時卽時遞過來的面紙；
不要「拍拍」的貼圖，
要的是有雙手拍著我的背，感受得到溫暖的體溫。

不要透過電波發送訊息，
而是搭捷運把眞正的「我」送到對方面前。

## 「人類創造」帶來的慰藉

手寫字，
人唱的歌，
人種的植物，
人煮的熱騰騰米飯，
手工製造的軟綿綿沙發，
坐在那張沙發上看著諧星在綜藝節目上搞笑，
還有最親近的人遞過來的絲巾，
像鍋墊一樣溫暖的話語和安慰。


雖然人會帶來傷害，
但能夠治癒傷口的也是人。

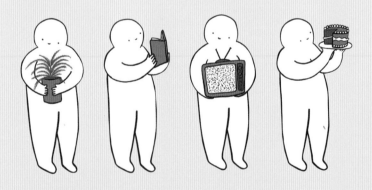

我們常因不算重要的人而感到挫敗失望，
在越演越烈轉變成對人的懷疑、不信任和警戒心之前，
從人類創造的東西中多找一些自己喜歡的東西，
接受「真實存在的人」毫不吝惜送來的愛、療癒與安慰吧。

這麼一來，既使是初次見面的人，
也能發自內心微笑，不再原來回到過去那個自己。

人類以及人類所創造的物品，都有體溫，
能使冰冷的心變得溫熱，
每個都不一樣的手工製品就是如此。

**療癒的動物也是喔。**

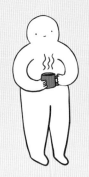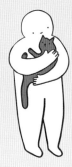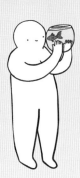

## 痛的好處

人就是人，
有時敏感，
有時生氣，
有時誤解，
也會有想豁出去的時候。

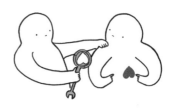

了解我的人
覺得我只是今天有點敏感；
但不認識我的人
會認定我這人本來就神經質，

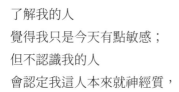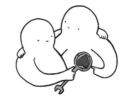

了解我的人
會想知道我為何生氣；
但討厭我的人
會認定我本來就暴躁易怒。

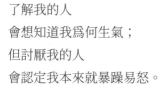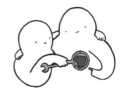

關心我的人
會努力消除誤會；
不重視我的人
這也許就是拉開彼此距離的契機。

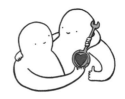

愛我的人
會彎下腰輕輕拾起一片片破碎的我；
不愛我的人
會無所謂地踩著那些碎片走過去。

但很快地，
多虧有了這些了解我、
關心我的心情、
對我用心，
和我一起痛苦的人，
我會再度成為我自己。

那些人以外的「其他人」，
根本就不用在意。

辛苦和疼痛的好處
是在層層疊疊的人際關係中，
可以找到真實的我。

在我崩壞碎成一片片時，
會對我說「寶石碎了還是寶石」，
這種宛如寶石般的人們，一定最懂我。

# 生活的寬度

用幸運三葉草做花冠雖然沒有特殊意義，
但孩子們喜歡；
在家門口散步雖然沒什麼意思，
但我們家挪威森林貓※喜歡；
我雖然對料理沒什麼興趣，但我做的銀魚紫菜包飯便當
他吃得很開心。

這樣的事，
就是宇宙中最重要的事。

這麼做，原本毫無意義、沒什麼意思的事，
會成為最快樂的事。

我原本狹小的世界
會因為他人、因為重視的人而拓寬變廣。

儘管我們是以時間為長度單位，活在這個世界上，
但能透過重要的人，活得更為寬闊。

**人生的長度就是壽命，生活的寬度與幸福有關。**

※　北歐挪威的天然貓種，其特徵是毛髮茂密蓬鬆，性格溫順，很親人，喜歡爬樹。

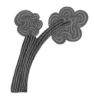

SOME
人生

DAYS
起起

ARE
落落

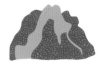

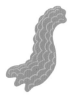

BETTER
珍惜

THAN
美好

OTHERS
時光

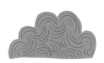

# 坐在西班牙階梯上

人生的幸福不是誰爬得更高，
而是現在與誰一同坐在階梯上。

幸福
不是爬到頂端才能看到寺院、
70 度傾斜的陡峭吳哥窟階梯 ;
而是和珍惜的人一起
坐在羅馬大街的西班牙階梯 上
一起吃著義大利冰淇淋

* 位於柬埔寨吳哥窟的階梯，又稱「天上階梯」。由於寬度狹小又陡峭，被稱為
  世界上最危險的階梯。
* 義大利羅馬西班牙廣場的階梯，正是奧黛麗·赫本（Audrey Hepburn）在電影
  《羅馬假期》（Roman Holiday）中吃冰淇淋的地方。

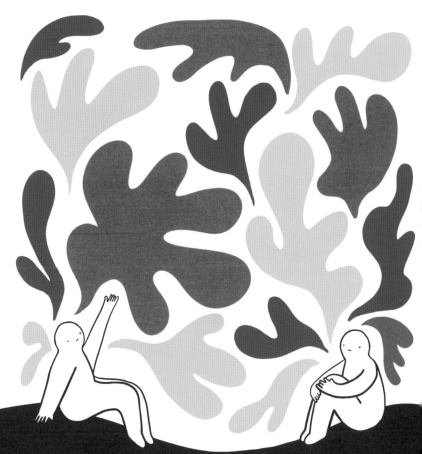

EXCELLENT CONVERSATION

來一場超棒的對話

# 心理上的安全距離

舉例來說，

你坦白了自身的煩惱、失誤、祕密、自卑情節等想法，但對方沒有跟你一樣，你也沒有獲得期待的認同、安慰、共鳴或解答，這時請不要對那個人感到失望。

或許你們的關係並不如你所想的深厚；對方可能只是不善表達；那人的日子或許也很難過；又或者是你的心意沒有完整傳達，抑或是他的心裡儲存空間已滿，沒有餘裕來接收你的想法。

至此都純屬猜測，但有一點可以確定，那人並不是你。

別人不會按照我的想法、我的標準、我的心情、我的期望行事。這是理所當然的事實。

因此人與人之間需要保持安全距離。

不是生人勿近的距離，而是一段保護彼此安全的距離，尤其在情緒失衡、快要失控時，這段安全距離可以避免起衝突，甚至預防受傷。這是給彼此留有餘裕和理解和距離，而且還很有人情味。

面對令人跌破眼鏡的言行舉止時，這段距離預留了餘裕，讓我們不會一下子就把對方推出關係之外，也不會糾結對方為什麼會這樣，而是能理解他這麼做自有道理；同時也能體悟到：不是對方做的不夠，而是我期待太高，我們的標準截然不同。

就這樣，在保持安全距離的同時，我們與不同的人交往、分手、擦肩而過，在錯縱複雜的人生道路上，保護彼此，避免發生嚴重的感情擦撞事故。

和志同道合的人在路上的休息站愉快交談後，可以獲得前往下一個目的地的能量和快樂，據此建立起深刻溫暖的關係，繼續攜手前進。

請記住一個關鍵，就像開車上路時除了注意前後左右的來車，駕駛自己也要全神貫注。在人際關係中產生的大部分煩惱並非來自他人，而是源於自己。當我專注於我的事、我的人生路況時，煩惱自然會消失，原本以為的難題也能迎刃而解。

每段關係的答案，最終還是在自己身上。

## 想傳送出去的話

把想說的話傳送出去，
往往希望得到的回覆是溫暖而體貼，看得出心意的。
這點大家都一樣。
但有些訊息只是按了傳送鍵，僅此而已。
想表達感謝、道歉、慶賀、祝福時，
以支持、祈願和真誠的心，想著要怎麼說，
再加上可愛的貼圖、
溫馨的表情符號，或錄下溫暖的語音。
送出後就算對方沒有回覆，
也無須焦急地等待。

因為美好的文字
一定會觸動對方的心，
世界也會因此明顯溫馨許多……

雖說世間重視有來有往，禮尚往來，
但只要有一方說出美好動聽的話，其實就已足夠。

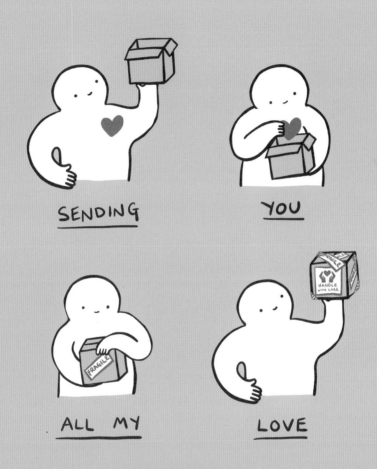

把滿滿的愛與心意都送給你

# 雖然一顆星星也會發光

一個人獨處不難。可以一個人喝咖啡，思考一個人可以吃的料理，一個人笑，一個人哭，一個人決定出發的時間和地點。一個人做決定，一點都不難。

但是要記住某人愛喝什麼咖啡，思考別人也會覺得好吃的料理，迎合別人的笑點或哭點，共同討論決定旅行的時間和地點，則需要兩人一起努力並苦心經營。

儘管我們都知道很不簡單，仍需要與他人建立關係。因為只有對方可以看到我的背影，以及我自己看不到的面向。換句話說，因為每個人都是截然不同的個體，看待人事物的觀點不同，習慣用的詞彙不同，擁有的能量也不一樣。

不同的人，會帶來新的刺激、靈感和能量，還能打開始終緊閉的機會之門，讓我們有機會開啟新的世界，發現新的自己。最棒的是，每個人都可能成為對彼此「最重要的」那個人。

同時最重要的是，對方也會跟我有一樣的感受。

人類歷史上偉大的文學作品或電影都少不了友情、愛情等

我喜歡喝咖啡　　　　你喜歡喝茶

## I LIKE
## COFFEE

## YOU LIKE
## TEA

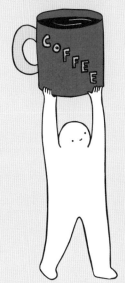
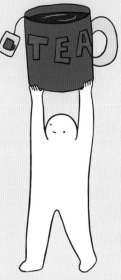

## I LIKE YOU AND YOU LIKE ME.

我喜歡你，你也喜歡我。

這類與情感有關的主題。友誼、愛情、信任、關懷、共鳴……這些情感、這種關係是獨自一人絕對無法體會的，而這樣的情感和關係，讓我們的人生更為豐富多彩。

所以不要輕易小看他人，請尊重和善待他人。即使有人讓你一時怒火中燒、大失所望，也不要輕易對其他好人關上心門。

電視劇中一旦發生危機，一定會有第三者登場拯救世界；在奇幻小說中擁有魔法鑰匙的人，常是初次見面的陌生老爺爺。一個人，就是一個世界。一個人，就像一本偉大的書，也像一部好看的電影，娓娓道出感人肺腑、引人入勝，而且真實存在的故事。

我自己，其實正在跟別人一起寫出新的人生篇章，攜手找出擺脫危機、邁步向前的契機，而我自己也是在某些人的故事裡扮演重要的角色。

人際關係，拓展了我的世界。

天空中只有一顆星星時，雖然也會發光，
但許多星星聚在一起時，滿天都是耀眼奪目的星辰大海。

## 詩意、心意，人人都可寫

愛人的心意，無所不在，
可能在「我突然想起你」這句話裡；
在「小心不要感冒」這句話裡；
在「眼睛真美」這句話裡；
甚至還可能藏在
「今晚月色真好」這句話裡。

但對聽者來說
最能打動人心的
不一定是如詩般的文字。

就像把信放進信封後封好，
「愛」就存在於「我愛你」這句話中，
把愛好好放進去，好好傳達給對方
知道。

說起傳達愛意，
不是詩人，反而更好。

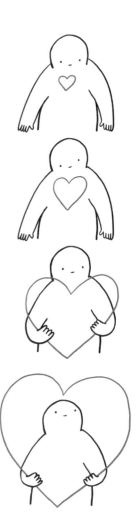

# 「最後的話」歸於何處

有種「最後的話」最好別說，
倘若會觸碰到他人傷口

有種「最後的話」最好別說，
那就是早已結束的陳年往事。

有種「最後的話」最好別說，
除非無法挽回，已經走到了盡頭。

有種「最後的話」最好別說，
那就是別人沒要求你說，也壓根不想聽的忠告，

但是，
有些「最後的話」最好銘記在心，
那就是關於愛、感謝，以及優雅道別的話。

一句話，可能讓我們漸行漸遠，
也可能讓相隔甚遠的我們越來越近。

就像出遊前會精心挑選漂亮衣服一樣，
選些漂亮的話來說吧。

有些時候，則以沉默來取代言語。

根據場合，選擇適當的言語或是沉默不語，
這就是維繫美好關係最好的良方。

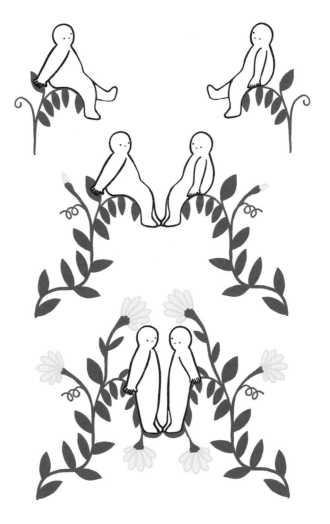

擦拭灰塵

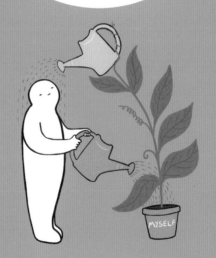

拂去身心的塵埃，
成為更容光煥發的「自己」

# 人生似乎結束了

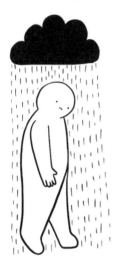

結束
只是人生的「一部分」
不是全部。

更何況，
人生還有「第二部」
在等著我們呢。

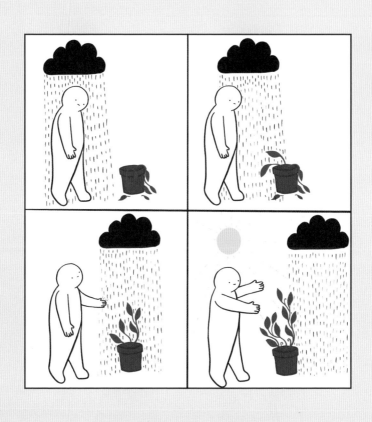

人生還有「第二部」在等著我們呢。

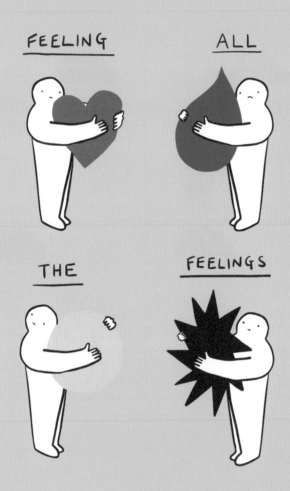

擁抱所有情感

除了幸福，也要重視其他被低估的情感。

現在覺得憂鬱、後悔、痛苦，
或者是生氣、悲傷，
都沒有關係。

憂鬱讓你窺探自己
後悔讓你成長
痛苦讓你休息
憤怒讓你回首過去
悲傷將你推落深處

現在正在感受、想迴避的這些情感，
最終可能會像股票一樣觸底反彈呈現價值，
轉化為讓你成長的機會。

## 無聲的提示

從那些不會主動接觸我們、
很容易就擦身而過的事物中，
常可獲得人生質樸的喜悅，
以及關於生活的重大提示。

蝴蝶、蜜蜂、花、雲、湖泊、草坪、星星，
類似這樣的事物。

就像個性安靜卻意外心靈相通的朋友一樣，
在喧囂的都市裡受到傷害，
大自然會揮動輕飄飄的翅膀、
帶著溫和微笑，身姿平穩流淌，
散發著不刺眼的閃爍光芒，
默默地擁抱著你。

走出裝了監視器的會議室，
離開激烈得讓人疲憊至極的職場。
站在大自然中，你會得到無聲的提示。
發現自己比想像中更適合眼前這片風景，
發現從誕生起就銘刻在我們身上的意義——
即使什麼都不做，
存在本身，就是一件很美的事。

從那一刻起，終於可以鬆一口氣，徹底洗淨心靈。

因為是你才美麗。
你本身就有意義。
大自然不會端出大人的架子，
只會在不經意間溫暖又自然地給予勇氣。

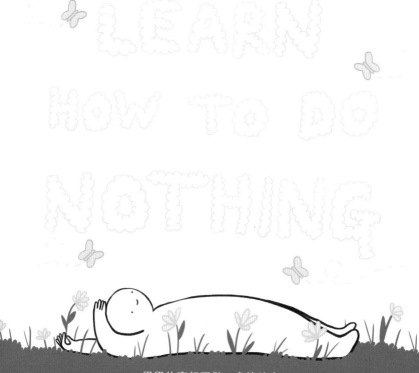

學學什麼都不做，盡情放空

# Tea Time, Me Time

推動世界和平，不是拿起刀和盾牌；
而是慰勞今天辛苦了一天的我們，下午四點必備的東西。

：「下午茶時間 _Tea Time」
正好也是讓大腦和心靈換氣的時間。

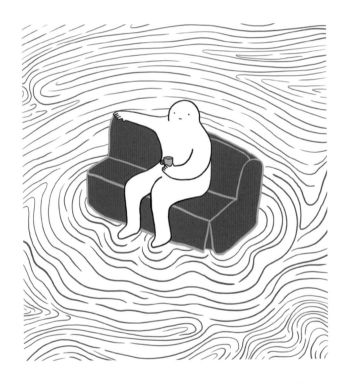

## 不能只做自己喜歡的事

不能只做自己喜歡的事，
有時候也需要做不情願的事。
經歷這些過程後，就能登上你想要的位置，
也可以在不情願的事中發現新的機會。

但如果每天都有不情願的事發生，
就會看不到真正想做的事，看不到明天，
深深覺得人生不該如此、這樣的我不是真正的我、
這不是我想做的工作，但又不得不繼續下去，
彷彿就像把自己的「身體」和「人生」借給了別人。

這意味著該做出決定了。
交出我的人生後，我得到了什麼好處？
即使好處很小，也要以我希望的方式活下去嗎？
在遲遲無法下決定之際，
人生的時間，會走得比你想像中還要快。

展開新工作需要勇氣，
離開現在的工作也需要勇氣。
前者的勇氣，帶著你走上嶄新的道路，
後者的勇氣，幫著你重新走回正軌。

## 在憂鬱的日子，變成藝術家

憂鬱的日子也很珍貴。

不幸的日子也是值得的。

在不幸的日子，可能會意外獲得重大發現。

在憂鬱的日子，可以和自己來場深層對話。

當天的心情，無法定義當天的我。

在憂鬱的日子，

「時間」並不像搖搖晃晃、驚險萬分的吊橋，

似乎比較像是一塊墊腳石，

連結著我自己和一個細膩的世界。

在憂鬱的日子，眼光會更莫測高深，

就像換上了藝術家的眼。

對於生活，很有可能更為重大的發現。


因此就算今天

是不幸或憂鬱的日子，

把今天重要的瞬間，拋到時間橋下，

千萬不要怠忽了自己。


人生沒有哪一天是徒勞無功的。

只有活著的每一天⋯⋯

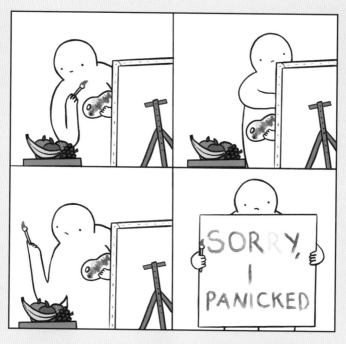

對不起，我慌了。

## 卡費一次付清，怒氣就分期吧

該生氣的時候不適度地發火，
不該生氣時卻宛如火山爆發，
怒氣在心中越積越多，連一點小事也會讓你爆炸。

所以當不公、委屈、傷心的情況，
接而連三發生時，
「南無阿彌陀佛」或「有人打你的右臉，
連左臉也轉過來由他打」
這種話對你的幫助相當有限，
找個能好好發洩怒氣的方法吧。

發怒
可以像禮貌問候一樣禮貌，
也能像優雅用餐一樣優雅，
還有不發怒也能發洩怒氣的方法。

不要激動，用比平常更低沉的聲音，
露出冷淡的微笑，但看著對方的眼神務必真摯，
也能默不作聲、營造出沉重的氣氛，
讓別人一眼就知道你想傳達想法和情緒。

如果你平時總是咬牙隱忍，一但爆發，
自己與他人都會難以承受。

儘管你有正當的理由發怒，
卻可能被勃發的怒氣所掩蓋，
讓不了解你的人，
因為你突如其來的情緒變化而嚇一跳。
所以不要一直壓抑怒氣，
至少在你還能控制情感和措辭的時候，
不要做出哭喊或咆哮等行為，
請用言語表達憤怒，說出心裡的感覺，
在製造衝突之前，先出言警告對方。

這種方式既能不讓自己陷入內在耗損，
也不會讓他人陷入驚慌，
而且可以坦率、明確表達出內心真正的想法。

卡費一次付清，
怒氣就分期吧。

這樣也能防止內心起伏過大而燃燒殆盡。

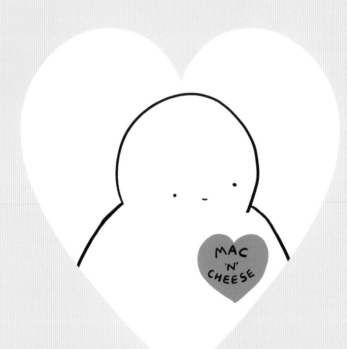

有很多很多事物
都在等著逗你開心。

## 始終為你停留，為你存在的種種

痛哭過後，抬頭看看眼前，
在你哭泣的時候，湖水依然波光閃閃。
有很多很多事物，都在等著逗你開心。

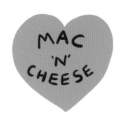

mac 'n' cheese 為「起司通心粉」，可說是美國人的
靈魂食物之一，也是許多美國大人小孩的最愛。

# 傷痕的價值

因爲無法握筆，而用拼貼完成──
馬諦斯*的《藍色裸女》；
患有小兒麻痺，發生過車禍，在艱難生活中作畫──
芙烈達‧卡蘿*的《自畫像》；
一場無法實現的愛情，痛過之後執筆寫出──
歌德的《少年維特的煩惱》。
時値時代動盪，在與家人生離死別的苦難中於焉誕生──
李仲燮*的《黃牛》；
在事業接連失敗、病魔纏身的漩渦中創作──
天才詩人李箱*的《翅膀》。


藝術，是最美的傷痕。


* 馬諦斯（Henri Matisse）：法國畫家暨「野獸派」先驅。在年事已高、難以握筆時，
  仍堅持用剪刀代替畫筆，以彩紙代替顏料，以剪裁拼貼方式繼續創作。
* 芙烈達‧卡蘿（Frida Kahlo）：以第三世界女性畫家、殘障人士身分，奮力抵
  抗社會偏見。她透過繪畫燃燒自己的藝術靈魂。其作品被譽為墨西哥國寶。
* 李仲燮（이중섭）：被譽為韓國不幸時代的天才畫家。身為在韓戰中活躍的西洋
  畫家，他以「牛」為主題，宣洩那個時代的痛苦，以及對坎坷人生的憤怒。
* 李箱（이상）：日本殖民統治時詩人、小說家，著有《五感圖》、《鏡子》、《翅膀》
  等作品。他是韓國現代主義文學的先驅，也是超現實主義詩人。與李仲燮一起被
  收錄在《為韓國爭光的百大偉人》（한국을 빛낸 100 명의 위인들）這首歌曲中。

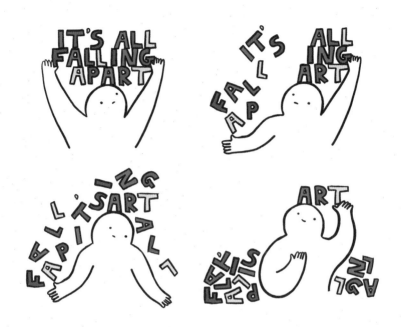

分崩離析之後，藝術誕生

# 重寫我的詩 _Re-poem

參考下一頁，將對你有害的詞語重新組合，寫成「只屬於我的詩」。

可以自由發揮創意，用色鉛筆在右頁畫出獨一無二的美麗圖畫；將單詞串連成喜歡的文句；在現有的內容中，用毛筆寫下目前最需要的鼓勵話語。盡情發揮你的創造力、想像力和潛力，在投入創作的同時，內心的負面情緒和話語也會隨之揮發。

將有害的文字重組後，變成只屬於你的美麗詩篇或畫作，這種「Re-poem」方式也適用於現實生活。把今天別人對你說的壞話都拋到腦後，或者改用自己的話，重述再造。下定新的決心，讓有意義的事物重生，心情就會變好。

每個人的身體裡，都住著一名能拯救自己的詩人。

## 17

# 重寫我的詩__Re-poem

這一頁全是有害的話語和文字，請重組轉化後，創作出「我的詩‧我的畫」。透過此一過程，一併將現實生活中常見的有害人事物，在心中重組再造。開始動手吧，喚出心裡那個能拯救我的藝術家。

給微不足道的你：

你做了惡夢。掉進潮溼的坑裡，勉強抬頭望，月亮發白，狼群為了吃掉你，張著血紅大口，露出尖牙，在洞口俯瞰著你。你四處張望，沒有援手，茫然若失。

在希望與絕望交織時，你看到一副小時候玩的卡牌，毫不猶豫選了一張牌。卡片背面寫了許多話：

你什麼都不是。你就像便利商店的收據一樣，隨時揉了就能丟掉。你什麼都做不了。過去失誤百出，現在軟弱無力。那明天呢？明天只是再重演一遍今天所有的壞事。就像掉進這個洞裡一樣，你只要被動地接受就好，這樣做最適合你。

沒時間了？沒錯，用這種藉口看似很帥，卻是你永遠改變不了生活的重要原因。時間永遠都不夠。即使活到八十歲，你還是覺得每天的時間都不夠用。

你相信自己的潛力？哼，潛力和能力是神的禮物，只有非常特別的人才能擁有。但是神不會給任何人禮物。以防萬一，先抽個號碼牌等一下。對，你就在目前的位置等著吧。什麼都不要做！

耳邊傳來很像打雷的聲響。從外頭傳來的，就像雷聲一樣，不管遠近都能聽到。聽著跟你搭話的那個聲音，你就在這個潮溼而深沉的地方開始想像。就像鬼壓床時為了清醒而拚命動，你終於勉強能動動手指，開始寫些東西。

我真能從這場惡夢中醒來嗎？
答案從內心更深處傳了過來，你聽見了嗎？

#現在是自我植癒的時刻　#自我植癒計畫17

## 保持社交距離

活著就是這麼一回事，
但沒有比活著更珍貴的事了。

在忙碌的生活中，
要是能想起活著本身有多重要，
要是能拉開一點距離，觀察自己的人生，

就能
不那麼著急，更加從容；
不那麼吝嗇，更加寬容；
不那麼挑剔，更加溫暖；
更加知足，更加感恩。
當矇蔽雙眼的東西消失，
幸福的理由會更加顯明。

對於跟我一樣活著的人
給予更多尊重。

除了我自己和其他人，
也要對路過時偶然相遇、
在此時此刻一同活著的
花草、蝸牛、鳥、蜜蜂等生命，
給予認同、尊重和同理，

讓自己擁有以目光傳遞問候的餘裕。

偶爾擺脫因故而變得刻薄的自己，
也與自己保持一段社交距離，
用心看看我，看看世界吧。

重新發現那些以往未曾發現的重要事物。

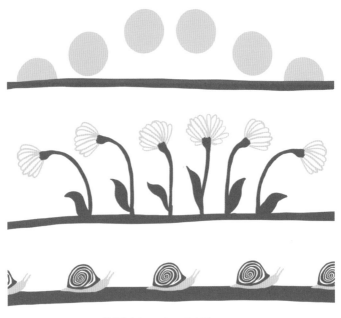

MEANWHILE, OUTDOORS

同一時間，外頭世界的景象

## 喜歡的重量

聽了眞心話後就漸漸遠去的人，
原本就不是你的，
正好讓關係的重量輕一點。

再怎麼想要也無法擁有的東西
原本就不是你的，
正好讓欲望的重量輕一點。

今天很憂鬱，
不代表你的人生很憂鬱，
正好今晚就讓人生的重量輕一點。

改而用你喜歡的東西，讓雙手有點重量。
左手拿炸雞，右手拿啤酒，
或是提著購物籃，裝滿想要的東西。

我們還有很多空間，可以充分地清空和塡滿
要是雙手重一點，內心就會輕一點，
想讓沉重的人生變輕鬆一點，這就是方法。

## 18

## 我的愛物清單

扔掉那些令我心情沉重的東西，列出雙手可以拿的「愛物」清單。
不管是想買的東西或想叫的外送美食、想吃的料理、週末想去的
地方等，任何類型都可以，寫下來看看吧。最好選擇足以安撫心
情又不會有心裡壓力的東西，以便宜又容易取得的為佳，至於那
些會增加欲望和罪惡感的昂貴品項，就先跳過吧。

清單

1.

2.

3.

4.

清單

1.

2.

3.

4.

5.

6.

清單

1.

2.

3.

# 如何成為會説話的大人 _21 種方法__跟愛因斯坦的 Z 有關

如果 A 等於成功，那麼在 A ＝ X ＋ Y ＋ Z 的公式裡，X
是工作，Y 是玩樂，Z 就是閉嘴。

——愛因斯坦

最好的說話方式就是少說話。

比起說話，聽得越多，收穫越多。

但話還是得說，因此說話前最好思考以下幾點：

1. 不要拿別人的缺點或弱點開玩笑，別人的自尊不是玩笑。
2. 不要拿第三者的不幸來說長道短。
3. 不說別人的八卦或壞話。傳八卦的人，通常會比八卦本身更快被挖出來，爲免萬一顏面掃地，盡量別這麼做。
4. 一定要宣傳自己的好，但不要過度炫耀。
5. 「這是祕密喔！」此話一出就不是祕密了。
6. 不要無意識或習慣性地說出負面的話。
7. 小心那些表面對你坦白一切心事、其實是想套你話的人。
8. 對假裝成朋友的敵人要惜字如金。
9. 不用郵件或訊息表達自己激動的情緒。
10. （承上點）可以的話，最好先讓自己的情緒沉澱幾天後再說。

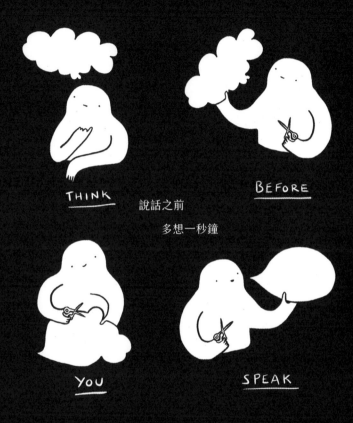

THINK　　說話之前　　BEFORE

多想一秒鐘

YOU　　SPEAK

不要拿別人的缺點或弱點開玩笑

11. 不會透過郵件或訊息說的話，通電話或面對面時更不該說，那只會顯露出你處理情緒的態度還不成熟。

12. 沒有說服力的辯解或藉口，只會讓人覺得虛偽懦弱。

13. 別將自己、他人過去的失誤、失敗或痛苦當成話題。

14. 說完「謝謝」和「對不起」後，不要接「但是」。

15. 「原諒」的話一出，駟馬難追。

16. 無關地位或年齡，任何人說話都必須注重禮貌。

17. 吃飯前和吃飯時，不要說太沉重的話題。

18. 線上發言越少越好。以免因為無法傳遞真實情感，而容易產生誤解。

19. 沒說出口的話，還有機會可以再說，但一旦說出口後就覆水難收了。。

20. 以上所有不該說的話加起來，都不及傾聽別人說話重要。

21. 即便如此，非說不可的話也不用忍，直接說出口吧。畢竟那也是你生活的方式。

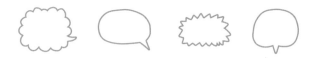

畢竟那也是你生活的方式。

# 風車是不會變的

### 人生的休息時間 1：休息也要抓準時機
該休息的時候不休息，
該跑的時候就跑不動。

### 人生的休息時間 2：風車不變定律
卽使沒有起風，
風車仍是風車。
你就是你。

所以偶爾停下來休息吧。

### 人生休息時間 3：炸雞的第二種用處
每逢週五晚上，人們不會去心理諮詢，
而是改叫炸雞外送。

## 大腦內建觀念：「沒關係，一切都會好起來的」

因陌生人不友善的言行舉止而變壞的心情，
需要 40 分鐘才能恢復；
因為在公司失言而躲在被窩裡懊惱大叫的時間
大約會持續一週；
一個月前破局的感情，想要重新走出來的時間
大概需要 90 天 ±α 天；
因朋友背叛而受的傷，結痂到痊癒需要五個月左右；
對離別釋懷的時間，大概七個月；
同時也別忽略了，那無數次偶發、短暫痛苦瞬間的總和。

時間是良藥。即使什麼都不做。
時間會治癒傷痛，減輕痛苦。
但如果是直到痊癒之前都不會停止痛苦的情況，
別等時間到了才好起來，現在就好起來吧。

時間是良藥，請好好利用。
想像一下現在已經是數天後、數週後，或是數個月後了。
現在的你，已經提前抵達未來的某個時間點。
就像電視劇轉換場景時，螢幕上會打出「數年後」的字幕，
一瞬間，所有的問題都解決了，換了髮型的主角。
帶著煥然一新的面貌重新出發。
把你自己當成那個主角吧。

與此同時，
別望著「模糊的未來」，而是從「鮮明的現在」開始，
別管那些會說謊欺騙你的人了，
從真誠支持我的人、
從喜歡我、我也喜歡的人事物中獲得能量，
讓一切都好起來的時間再提前一點。

不好也沒關係，人生中當然也有不好的時候。
但是如果得花太長的時間才能痊癒，
如果為了某些原因而一直無法真正的快樂起來，
那些不好的時候，就會成為人生中的遺憾，
然而我們的人生可是有限的！

人生短暫珍貴且美麗，
人更是如此。
「沒關係，一切都會好起來的」這句話會成為慰藉，
何不現在就開始這麼想呢？

在不知不覺之中，
你就會發現自己真的好起來了。

## 安慰也需要停止

任何音樂都無法撫慰你的心情時，
比起另外找尋能安撫心情的音樂，
你也可以直接把音樂關掉。

有時，連安慰也需要停止。

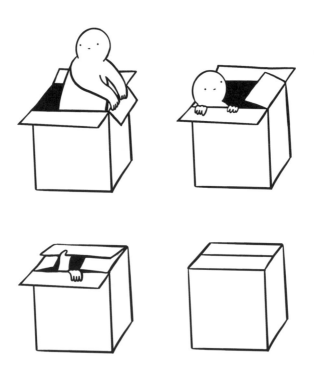

# 最了解我的見證人

有時我們會
困在別人誤解的視線當中。

這時要想著別人才不知道、只有我知道自己的樣子，
才能守護被他人視線動搖的自我。

就算把糖和鹽搞錯而搞砸了料理，
只要記住以前烤過令眾人讚歎的瑪德蓮就好。

就算開了無趣的玩笑而感受到四周冷淡的視線，
只要記住自己曾以特殊才藝擄獲一干聽眾就好。

就算因簡單加法都算錯而被嘲笑，
只要記住那個曾解開超難數學題的自己就好。

就算因為提案太普通而沒有通過，
也不要忘記不久前
那個曾提出驚人創意而獲得無數掌聲的自己。

或許周遭人都忘了、都不清楚，
但還有你知道自己最重要的樣貌。
心搖擺不定時，

這是能讓你不失去自信，繼續前進的勇氣。

你，
就是自己最好的見證人，
請為還會更棒的自己應援吧。

請不要忘記
世上至少還有「一個人」
最了解我們擁有多大的潛能。

## 19

自 我 植 癒 計 畫 ｜ Self Gardening Project

## 為過去的榮光留下紀錄

求學時期的獎狀，不知丟哪去了，同樣地，我們也不會把過去的榮光一一記錄下來，任由自身輝煌的時刻隨著記憶自然消失。在你遇到困難、陷入低谷時，因別人的話和態度而感到沮喪時，記憶中因為成果亮眼而獲得讚賞的每一個你，就足以成為支撐你的大大小小力量。所以，現在就記錄一下那個很不錯的自己、我最了解的自己、戰勝困難的自己。這些證詞能證明我們自身的可能性，激發勇氣和自信，成為再次向前邁進的巨大動力。

不管什麼時候的你都可以，回想還留在記憶中的各種榮光與美好樣貌，為你自己作證吧。

證詞 1：

證詞 2：

證詞 3：

證詞 4：

證詞 5：

等待合適季節

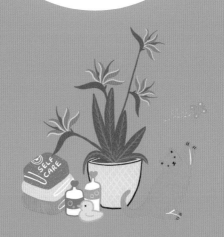

撑過難捱的季節，
等待順風的時機到來

## 繼續前進的理由

「這孩子是問題兒童。」

——愛迪生小時候老師對他的評價。

「這種水準跟 B 級電視節目和拉斯維加斯秀差不多。」

——21 世紀普普藝術大師安迪・沃荷（Andy Warhol）早期得到的評語。

「這女的太醜了，誰把她帶來的？」

——某製作人如此評價尚未出名的梅莉・史翠普（Meryl Streep，三度獲得奧斯卡金像獎肯定）這。

「極度誇張的現實、充滿巧合的故事，就像一部雜亂無章的喜劇。」

——某雜誌對奉俊昊導演（榮獲奧斯卡最佳影片獎）新人時期作品的評價。

如果有人說你做不到，
更要感謝他們。
日後當你做到了，
最驚訝的是他們。

下次再聽到有人潑冷水：
「你什麼都做不到。」
上一段就是你絕對不要輕言放棄的理由。

# KEEP GOING

堅持下去，繼續前進

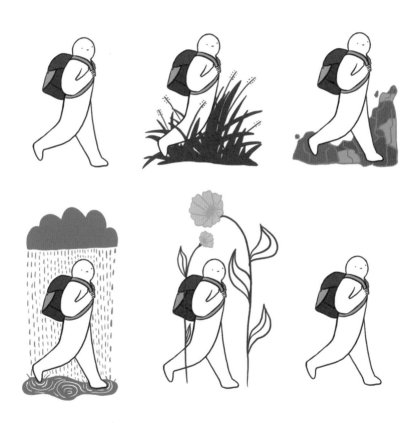

## 恐懼是一種位能

成功的大小，
可以在開始之前，
根據即將面對的恐懼來衡量。

恐懼越大，成功就越大。
恐懼越大，越要開始。

恐懼既是一種沉重的情感，
同時也是一種位能（position energy），
可以輕巧地帶你到任何想去的地方。

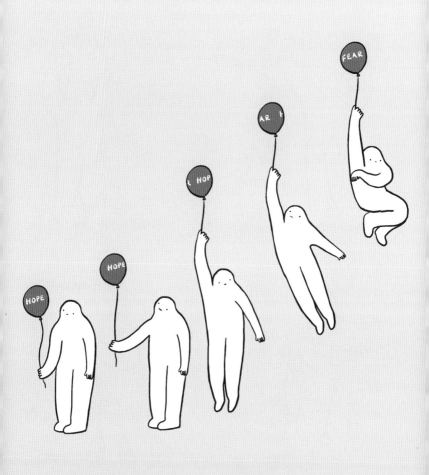

恐懼既是一種沉重的情感，
同時也是一種位能，
可以輕巧地帶你到任何想去的地方。

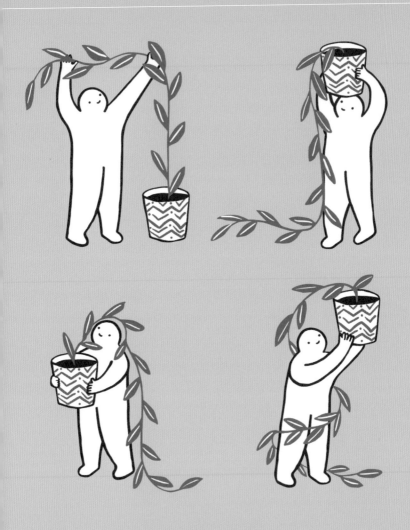

可以控制的事物
足以讓我們朝著想要的方向前進。

# 可以控制 vs. 不可控制

人生在世
有的事物可以控制，
有的則是不可控制的。

每天的天氣、
公車行進路線、
運氣好壞、
因選擇所導致的結果、
他人的目光、
這些都是「我」無法控制的。

今天要穿的衣服、
現在要跑還是停、
努力、
接受選擇結果的心態、
這些都是「我自己」可以控制的。

要是遇到無法控制的事物，打亂了我們的生活步調。

但仍有可以控制的事物，
足以讓我們朝著目標前進。

天氣變冷可以多穿衣服；

想趕上那班公車可以用跑的；

這次運氣不好，就繼續為下次而努力；

根據選擇得到的結果來學到教訓；

與其在乎他人的目光，

更要在乎自身擁有的潛力，

可以塑造出自己想要的樣子。


所以人生在世，

注意力不要只放在無法控制的事物，

多看看可以控制的事物吧。


當你改變目光焦點的同時，

人生其實已經朝著你想去的方向

翩然起飛。

## 希望像一條長長的線

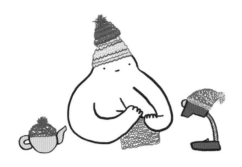

絕望之中存在著一線希望。

不放棄任何一線希望，才是真正的勇氣。

抓住一線希望的你，

就可以用那條線織出一件毛衣……

# 為什麼不唱了？

為什麼不唱了？
因為有陌生人在聽。
為什麼不走了？
因為鞋子會變髒。
為什麼不繼續愛的抱抱了？
因為公車來了。
為什麼不笑了？
因為明天可能會發生悲傷的事。

為什麼一直保持沉默？
因為所有人都沉默。
為什麼繼續營運下去？
因為一直以來都是這樣。
為什麼跌倒了不站起來？
因為這樣就不會再跌倒。
為什麼不再問「為什麼？」
因為等回答時咖啡冷得太快、時間不夠用……

我們常因為微不足道的理由放棄了喜歡的事。
因為非常荒謬的理由，一直做自己不想做的事。

希望你不要停止歌唱。

希望你繼續走下去。
互相擁抱，愛著、笑著。
想做什麼就做，不要去找不能做的理由，
快去找自己想做的事吧。

咖啡很快就冷了，一天很快就過去了。
但是人生還很長，我們還能繼續做夢。

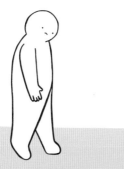
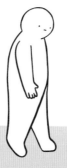
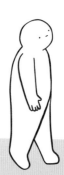

## 像暴風雨中的柳樹，亂一點又何妨

現在，你可以像暴風雨中的柳樹一樣凌亂不堪；
像狼隻碰到火一樣嚎叫；
像丟進水裡的石頭一樣泛起陣陣漣漪；
像無風之日的旗幟一樣垂墜無力。

只是即使這樣，仍要緊緊握住手上那根繩索，
只要你撐過這道關卡，
就會像暴風雨過後大海恢復平靜一般，
掙脫所處的困境、複雜情緒、看不到盡頭的隧道、
從難以忍受的黑暗中走出來的時刻，一定會到來；
從深不可測的沼澤中逃出來的時刻，也一定會到來。

那些你羨慕的
看上去平靜優雅的人，
全都是這樣度過難關的；
儘管過程中他們或許內心驚慌，或者其實一無所知。

你不例外。
現在也不例外。

無論高聳或低矮，無論葉子是尖還是圓，
對所有的樹木來說，暴風雨後的晴空
一定會到來。

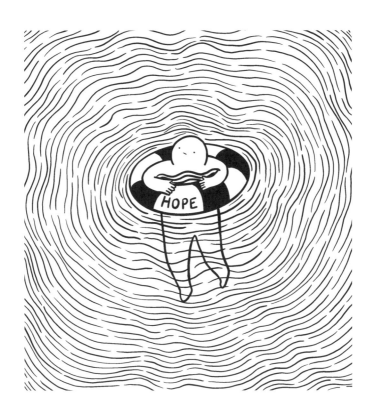

# 人生的輕重

變化是突如其來的,
但我們都暗自期待變化不要突然造訪。

離別是痛苦的,
但我們都暗自期待不會因離別而心痛。

實現夢想是困難的,
但我們都暗自期待可以輕鬆圓夢。

變化、離別和夢想之外,
人生還有許多狀況讓人難以承受,
或許是因為除了人生本身
還加入了期待的重量。

覺得肩頭沉重時,
不需要任何準備,
天氣寒冷時也去一趟公園,走入蘆葦叢,好好散個步吧。

蘆葦曾經無比美麗地隨風搖曳,
在金色陽光下從綠油油變成白茫茫,
即使是走到生命盡頭最沉重的瞬間,
也不會發出悲鳴、

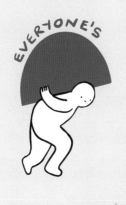

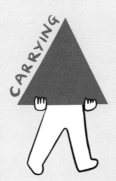

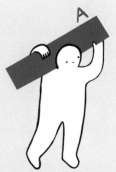

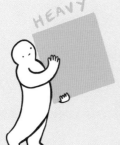

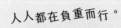

人人都在負重而行。

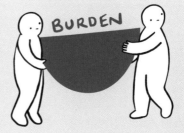

毫不抵抗地倒下。
始終保持輕盈靈動的姿態。

看著蘆葦凋零，
又度過了安靜而平和的一天。
可以讓你淡定地
接受人生給你的任何狀況。

變化是突然的，
離別是痛苦的，
失敗是沉重的，
圓夢過程是艱難的。
不只有我的人生如此，
人生本來就是如此。

有意思的是，
當我們能夠淡然接受人生的重量之後，
內心反而會變得輕鬆起來，
得到重新邁步前進的力量。

## 復仇，那是什麼？

復仇的刀刃，不要指著想報復的對象，
而是要用來劈荊斬棘，開闢出通往目標的道路。

前者讓你在報復中止步，
後者會引領你走向任何想去的地方。

請去到一個可以拋開復仇念頭的美好地方。

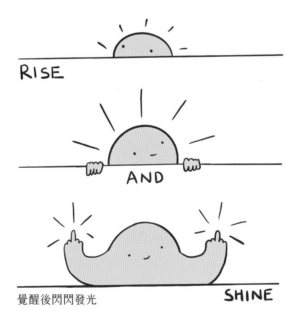

覺醒後閃閃發光

## 夏天之於香草

對於薄荷這樣的香草來說，夏天很難熬。
就算沒有病蟲害、按部就班澆水，
到了七月中旬，葉子仍會開始枯萎、變黃而掉落。

夏天對於某些香草是苦難，
人生也有類似香草之夏的艱難時期。
儘管一切日常、人物和景物依舊，
但那個時期會讓我們格外的疲憊，覺得孤立無援。
即使努力過後也無法如願，
有時甚至根本不想努力。
遇到這種情況，先等一等吧，
等到夏天過去。

蟄伏過後再看看根部，如果發現新長出的嫩芽。
就可以開始剪枝、整理根部，
重新種在花盆裡，澆水後放在陰涼處，
讓新芽開始成長。

我們的人生也跟香草一樣，
一定會遇到難熬的時期
而且除了難熬以外
這段時期也是讓我們暫時停下來整理，

期待新變化的時期。

枯萎的薄荷又長出新葉，
用來做檸檬汁味道會更清爽……

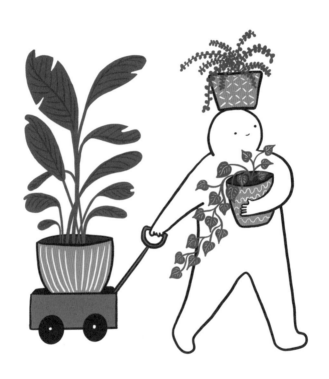

夏天之於香草，
並不只是難熬的時期，
而是讓我們暫時停下來整理，期待新變化的時期。

## 想對頭、肩、膝、耳、鼻、口所說的話

聽起來很刺耳但毫無意義的話，
就左耳進、右耳出吧。
希望雙眼能深深凝望珍貴的事物；
希望可以抬起下巴時時仰望天空；
不用刻意壓低聲音，自信說出想說的話，
希望說出的話，不是尖刺，而是花朵；
很希望頭部和肩膀不再緊繃，
但肩上扛著重擔時，則希望有另一個可以安心倚靠的肩膀；
挺直腰桿的同時，希望也能建立自信；
希望雙腳能每天都能走一點點，離想去的地方更近一點點；
希望能偶爾離開柏油路，踩在草地上向前行；
面對新的道路，不要猶豫，勇敢邁出腳步。
希望雙手能一直保持溫暖，
同時也不要放開愛人的那雙手。

希望可以好好關心自己與珍視之人
輕輕撫慰頭、肩膀、膝蓋、雙腿……

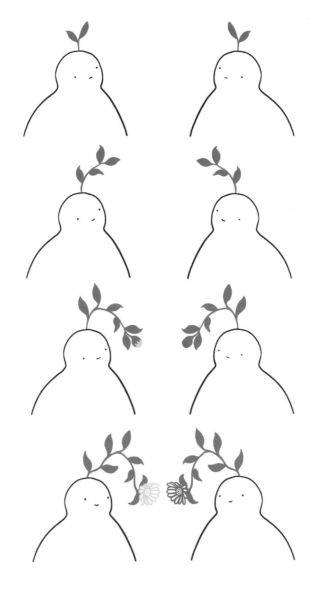

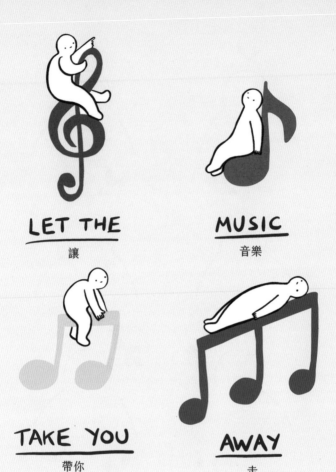

**LET THE**
讓

**MUSIC**
音樂

**TAKE YOU**
帶你

**AWAY**
走

從未停止歌唱的人
最終會唱出最美的歌曲

## 不要停止歌唱

就像唱歌時老是會在同一個地方出錯，
我們也經常在人生的同一個階段反覆失誤。

但如果就此跳過那個地方不唱，
歌曲就不會完整。
同樣地，如果爲了避免失誤而逃避，
問題只會永遠停留在那裡。

對自己及自己的失誤寬容一點，
反覆失誤等同於反覆練習，
多犯一次錯，不再犯錯的機率就更高。

從未停止歌唱的人
最終會唱出最美的歌曲。

就像當時你沒有停下腳步，
所以現在來到了這裡。

# 如何得到「我自己」

食譜能教你做料理，
但不會教只屬於你的料理。

指南針能顯示東西南北，
但不會告訴你該選哪一個方向。

樂譜能告訴你這是什麼音樂，
但不會告訴你只屬於你的節奏和旋律。

旅遊書上有很多觀光景點，
但沒有隱藏在巷弄裡、你愛去的那家小咖啡館。

如果不想與別人做同樣的料理、走同樣的路、聽同樣的音樂、走一樣的行程，
想要創造自己獨有的一切，
請拋開食譜、指南針、樂譜和旅遊書，
你只需要拿出一點勇氣，準備好失敗個幾次。

即使跌跌撞撞，最終也能得到有意義的收穫，
你能創造並找到屬於你的東西，
還有──
你自己。

「我自己」就是這樣得來的。

「得到我自己」或許也可解讀為
「鼓起勇氣行動而獲得的自信」。

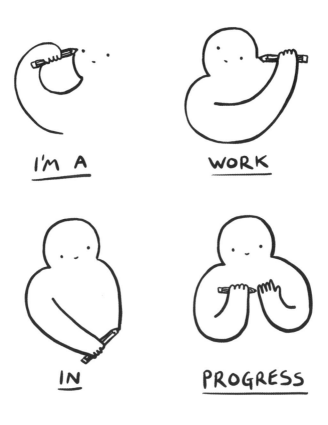

我正在成為更好的我。

## 黑暗時刻的教戰守則

凌晨與早晨交替，
大地會瞬間亮了起來。

但這段過程的醞釀過程其實不短。
黑暗很早就開始慢慢地散去，
只是最後的結果在凌晨這一刻顯露。

如果你正在黑暗中徘徊，請記得：
即使黑暗遮蔽雙眼，讓你步伐緩慢，
但只要步伐不歇，
就算仍身處黑暗之中，
眼前的這片黑暗其實已經開始變了，
離光亮更近了一點。

希望你不要停下腳步，
夜深仍堅持穿越隧道的人，
一定會迎來明亮的晨光。

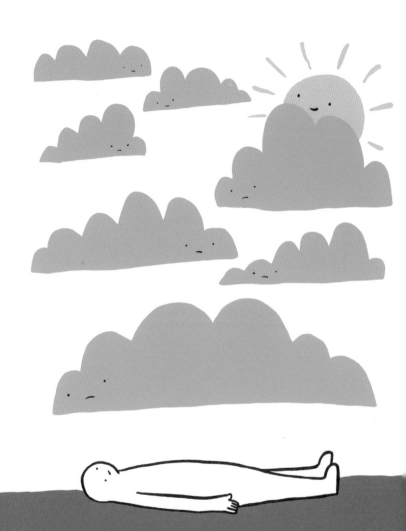

我眼前的這片黑暗，離光亮又更近了一點。

## 風起時，花粉漫天飛舞

花朵是晴天留下的痕跡，
果實是風吹過的印記。

風猛烈地吹著，
花粉也隨風漫天飛舞。

人生在世，遇到颳起強風時，
請想像有看不見的花粉正在空中御風而行。
總有一天，一定會結出漂亮的果實。

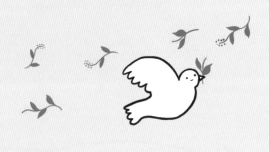

## 你的季節，終於來了！

不會有人告訴你，
跌倒後該什麼時候站起來。

別人的抱怨或斥責，
就像手機鬧鐘鈴聲
也像百米賽跑宣布起跑的鳴槍聲，
都是與我們無關的外來信號。
別人怎麼生活、
達到什麼樣的成就、怎麼失敗；
早上吃什麼、晚上參加了多奢華的盛宴，
提著哪款名牌包、開著哪種名車、
這些來自外界的消息全都無關緊要。

但如果你對自己重新產生了好奇心，
就從現在開始吧。

我說的話會發揮多大的影響力？
我能走到哪裡？
我走過的路能繪製出什麼樣的地圖？
我的想像力最後會得出何種具體結果？
當你再次對自己感到好奇的時候，

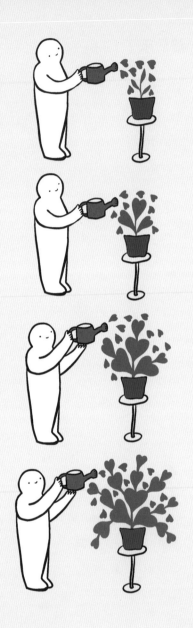

就像黑熊從冬眠中醒來，伸了個懶腰。
就像雪割草 會隨春暖而開出白花，
當你對自己充滿好奇的時候，
代表你已經準備好了。

冬眠就要結束，
你的季節來了。

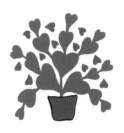

    雪割草又稱「獐耳細辛」，多年生草本植物，在日
    文中意指「自雪中發芽的植物」，即使在雪天也能
    維持常綠，是象徵「春天即將來臨」的植物。

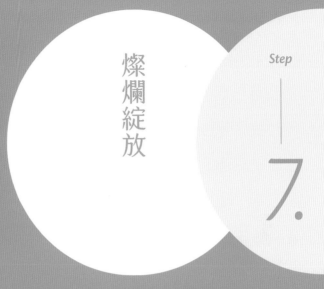

燦爛綻放

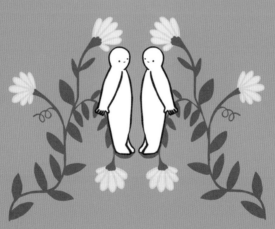

不再忙著追趕他人，
專注於自身的成長

# 「沒有夢想也沒關係」是謊言

沒有夢想也沒關係；
不成功也沒關係；
不被愛也沒關係；
享受當下就好。
然而
很瀟灑地說出這些話的人，
卻一個個
夢想實現了、
功成名就了、
而且愛說流行語求關注；
這種人其實是渴求更多愛的人，
享受現在所擁有的一切，
生活不虞匱乏，什麼都不缺。

但成功的標準因人而異，
不知你傷心的大多數人愛你，或許是一種幸運，
但對於那些了解你悲傷的少數人，
你與他們的關係比什麼都重要。
而最棒也重要的一點是，
身邊有人會這樣對你說：
「無論大小，就算沒能實現也沒關係，
我們的心中都該懷有夢想。」

「夢想不一定要多偉大，

一想到就會內心激昂澎湃的事，可能就是你的夢想。

只要心中有夢，我們的人生就會更為豐富多彩。」

衷心希望各位的身邊有人會這樣對你說。

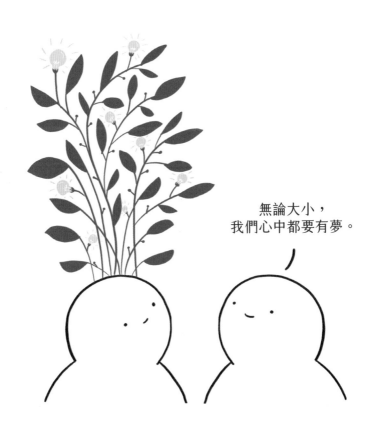

無論大小，
我們心中都要有夢。

# 我人生的時光

上午十點有面試，不能遲到：
八點半要搭 1004 公車
馬拉松會議結束後的悠閒下午茶時間：
下午三點半在八樓休息室
可用自然光拍出最美照片的魔幻時刻：
下午五點到七點，仙遊島公園
加了小班後還有時間約朋友出來聊聊：
晚上九點二十分，聖水站七號出口旁的咖啡店
追劇黃金時段：
晚上十點，甜蜜的家

不要錯過人生中的每一個現在。

我現在幾歲
不比現在幾點重要。

想知道樹的年齡就必須砍樹。
而不知道樹齡，
樹木就能提供這些美好的禮物：
清涼的樹蔭、
從樹梢間流瀉而入的日光，
以及甜蜜的果實。

只要我能爲自己、爲別人
做點小事就很好。
今年幾歲並不比現在幾點重要。

「我人生中有意義的時光」
究竟是幾點幾分呢？

## 「明天再說」的同義詞是「此生無望」

總想著「明天再說」、
「明天再開始做」的人，
眞的很懶惰。

越是拖延，人的意志就越薄弱。

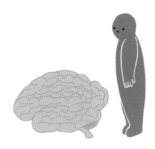

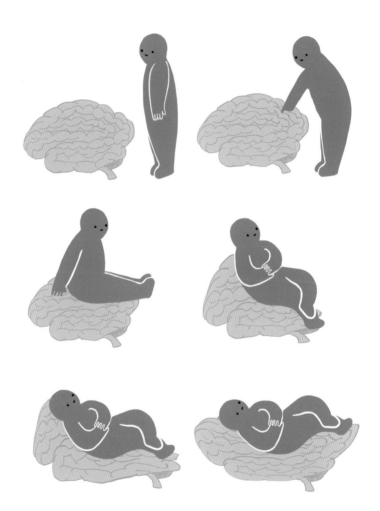

# 想得太複雜也很好！

當你想太多、陷入情感糾結時，
通常還會下意識地替複雜難解的情況加上一筆，
那就是責怪自己：
「我何必想這麼多！」

事實上，人類本來就是複雜的存在。
因此難免會覺得「我怎麼想這麼多」，
而這都要歸功於人類與動物最大的差別之一：自我省察的
後設認知能力。
諸如自責、悲傷、喜悅、憤怒等人類情緒，
都隸屬於一套非常迅速的計算系統，而且是 AI 望塵莫及的
能力。

AI 也好，各種動物也罷，
都絕對無法理解人類大腦構造的曖昧與美好。
如果思想不夠縝密複雜，
羅丹的《沉思者》就不會誕生了。
所以與其自責「我幹嘛想得這麼複雜！」
何不對這種只有人類才有的能力，多一分自信和寬容呢？

---

後設認知能力（metacognition）：直譯是「（對自己）認知的認知」，簡單來
說就是「認識自己」，是一種客觀看待自己的能力，清楚知道「自己知道什麼，
不知道什麼」。

我的大腦塞得滿滿的。

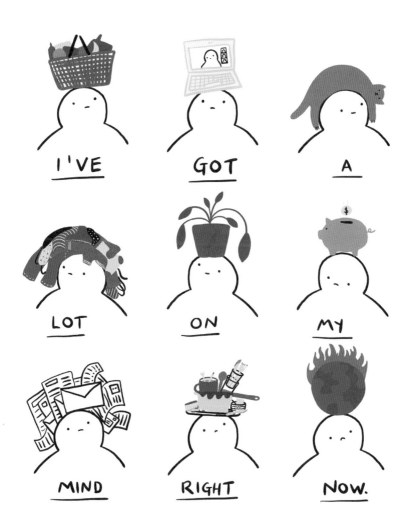

## 對自己好的話，對身體好的話

嬰兒時期，
打翻了水、灑落食物、在牆上塗鴉等，
類似的失誤屢屢發生，卻不會受到嚴厲斥責。
學會拍手，
開始牙牙學語時，
這些小小的舉動往往會獲得大大的讚賞，
並在無形之中累積成爲「自信」。

走過青春期後成爲大人，邁入 20、30、40、50 大關，
比起讚美和鼓勵，
外界會更注意並放大你的失誤和失敗。
說錯話、做事欠考慮、
針對大大小小的失敗，
人們常會當面指責或是在背後說嘴。

然而「成爲大人」也意味著：
你無須再仰賴別人對你的讚賞，
因爲你已經可以
對自己說有用且必要的話，對自己說好聽的話。

一天說個幾次，避免用詞模稜兩可，
以精確的言語來表達……

「今天看起來格外帥氣。」
「剛才說的真是太好了。」
「誰都會犯錯。」
「今天一整天辛苦了。」

也能鼓勵自己去做想做的事。
「你可以成功完成這次報告。」
「再 100 公尺就到那座橋了，你可以的。」
「你可以戒掉吃宵夜的習慣。」
「你可以過更好的人生。」

據美國伊利諾大學研究，
自言自語有助於激勵和提高自制力；
用第二人稱的「你」比第一人稱的「我」更好，
因為這樣很像是從別人口中，
得到鼓勵和支持。

就像小時候得到的稱讚和鼓勵可以逐漸累積形成自信心，
現在你也可以對自己說更多的好話，
一點一滴創造出更好的我。

對植物說「我愛你」可以讓植物長得更茂盛，
言語是有力量的。
我對自己說的話，也具有改變人生的力量。

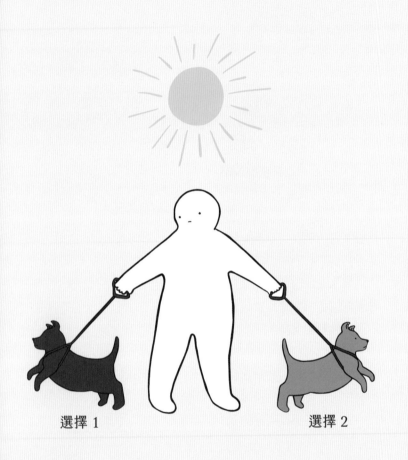

選擇 1                    選擇 2

## 握著筆的人

雖然我們常做出錯誤的選擇，
但人生會留下一個開放式結局。

而且握著筆寫下結局的人，
正是我自己。

## 在最好之前的存在

爲了成爲最好
努力不懈,
但卻無法輕易鼓起勇氣
成爲最初。

未必衆所周知、
很難登頂的那座山。
獨自走在人煙稀少的步道上,
也許會發現無人知曉的珍貴寶物。

在背包裡準備好水和乾糧,

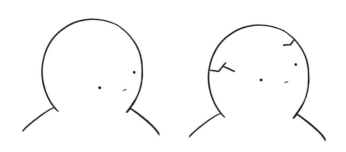

不忘帶上想像力和勇氣。
敏銳的想像力和直覺，
如能伴隨著勇氣，
就能超越最好，成為最初。

在別人建立的小聯盟裡，
雖然可以安心地全力以赴，
但我也可以親自舉辦全新的賽事。

認真踏實地成為「最好」之前，
賦予勇氣的「最初」必然早已存在。

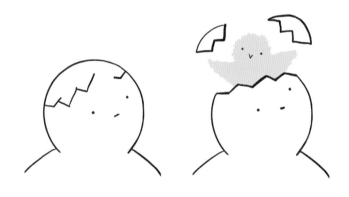

## 做個可愛到底的人

有的時候，
人會因為分不清
不懂事和不失純真，
因而長成了不成熟的大人。

人會因為對權威和專制
抱持錯覺，
變成了讓人討厭的老頑固。

最糟糕的組合是
不懂事的專制大人，
亦即不成熟的老頑固。

人並不會隨著活著越長，
自然而然成長為更好的人。
如果不願意醒悟，就很難真正成熟，
如果不願放下身段，就很難不變成老頑固。

為了成為聰明成熟的大人，
就像吃沙拉一樣，也像細心保養肌膚，
就像做運動一樣，也像開心培養新嗜好，
都需要付出具體的努力。
就像要用力才能坐得端正一樣，
需要用心才能擁有美好的態度。

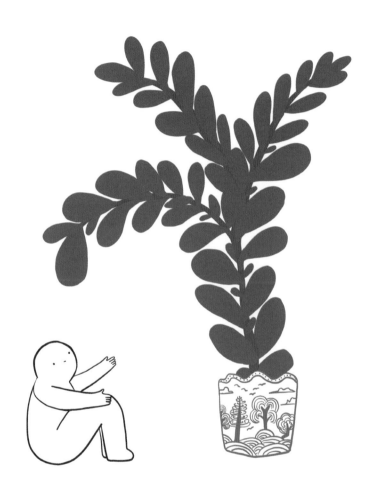

直到最後都可愛到底的人，
可以和任何人成為朋友。

帶著一顆好奇心，用澄亮的眼睛看世界；
保持謙虛心態，想著別人可能會比我更有想法；
具備良好品格，在大聲說話之前，先好好傾聽；
內建幽默感，不是尖酸譏諷的那種，
而是包含同理心的幽默感；
不說無禮的話，時時尊重他人，
由內而外展現出一種美麗的人生姿態。
再加上長期努力培養出對生活的洞察力，
最終就會成爲受人尊敬的「合抱之木」。

人誕生在世上時，不用做什麼努力就很可愛，
但爲了能一直可愛，必須付出無數的努力。
這就是歲月的價值。

直到最後都可愛到底的人，
不會變成討人厭的老爺爺或老奶奶，
而是可以和任何人成爲朋友。

相反地，也有年紀輕輕卻一點都不可愛的人。
不成熟的老頑固與年齡無關。
所以要自我警惕，
別不知不覺讓內在的老頑固冒了出來。

---

● 出自老子《道德經》的「合抱之木，生於毫末」，意思是大樹都是由小樹苗一
　步步地長成的，比喻成功需由不斷的經驗累積而來

## 選擇冒險

想到達風景優美的地方，勢必會走上陌生的道路。一路與不安和焦慮同行，還需要隨時察看有沒有走錯路，有時會因意想不到的狀況而慌了手腳，像是被石頭絆倒，或是野生動物突然竄出來、天氣驟變等等。

想改變熟悉卻不喜歡的事物，卻又害怕未知的新挑戰。學習新事物、結交新朋友時，也很容易裹足不前。當你想讓人生變得更精彩時，都會經歷類似的過程和情感。

不僅要面對令你害怕的狀況，還要正視內在害怕的心情，直到熟悉新事物為止，反覆試誤，忍受挫折。

為了更大的幸福，
我們需要勇氣去承受暫時的不幸。

只要腳步不停歇，只要鼓起勇氣，人生會把你帶到只有冒險家才看得到的絕美風景。

# 別盲目跟風，專注自我成長 _Not Following, Growing

比起真心喜愛的事物，
更在意有沒有被按了很多「讚」。

不去回應眼前之人臉上的表情，
卻勤於回答陌生人的留言。

比起你所敬佩的人，
追蹤你的人數反而更多。

習於用指尖輕鬆敲打鍵盤，
卻懶於進行深度思考。

夜深人靜之時，
不是回顧自身今日所見所聞，
而是看著某人的每日記錄
以此來結束我的每一天。

由於他人的日常生活蓋過了我的日常生活，
我原本習以以為常
真心喜愛的事物、
新發掘的興趣、

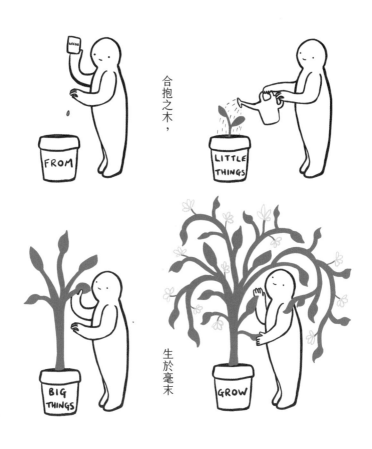

合抱之木，

生於毫末

別盲目跟風（Following），
專注自我成長（Growing）

與人面對面交流對話、
一個人思考的時間等等，
這些可以讓我更好的人事物，
都逐漸減少，甚至消失無蹤。

就連搭乘大眾運輸時，
揮灑天馬行空和無厘頭想像力
所創造出來的多采多姿日常，
也變成只是單純滑手機看社群、留言、點讚、追蹤了。

現在別再低頭滑手機了，
好好地抬頭仰望天空吧。

找回那些
已然失去卻渾然未覺的
小趣味、點子、愉快的對話、我的新面貌，
以及將這一切合而為一的自由。

別盲目跟風（Following），
專注自我成長（Growing）。

## 專注自我成長，不跟風__Not Following, Growing

本以為無害而不在意，卻持續對我產生不好的影響，同時占據了我的時間。例如：社群上光鮮亮麗的 KOL、一看就停不下來的娛樂主題系列影片、各種快時尚流行單品等。雖然追蹤、關注、訂閱這些人事物並沒有意義也沒有實質性的幫助，卻在不知不覺中綁住我的時間，讓我失去自我。想讓內在和外在同時進步成長，有沒有什麼好方法？這個方法問的不是別人，而是我自己，因為最了解「我」的人就是我自己。為了找出方法，必須有時間和機會好好回顧我這個人。什麼時候開始？就是現在！

目前正在追蹤，但不想繼續追了：

可以讓我成長的小事，追求耀眼外表的同時也能充實內在：

## 每個人都要走自己的路

夢想實現之前，是無法引起他人注意的。
不會有人關心你這個人，
也不會有人問你至今最大的困難、未來有何計畫等問題。
在你最需要支持的時候，不會得到任何支持。

但是，你卻可以利用這段時間專注經營自己。
跌倒了，可以靜靜地站起來。
或許會覺得孤獨不安，
但同時也能感受自由，學會相信自己的方法。
心無旁騖地習得何謂接近夢想的快樂。

一旦夢想實現，
世界會為你歡呼，為你瘋狂，替你加油。
就像他們一直在你身邊一樣，
就像他們一開始就認出你一樣。
但人們都不記得蝴蝶是蛹變成的、
也忘了天鵝原本是醜小鴨。
只會對眼前美麗的蝴蝶和天鵝讚歎不已。

曾經是蛹或醜小鴨的你
因為知道自己默默蛻變的過程，記得原本的模樣，
所以現在可以站得更穩。

感謝別人為你歡呼，但不必戀棧，
即使歡呼聲消失，你還是可以獨自走自己的路。

我們每個人都要走自己的路。
即使黑暗中偶爾閃耀的星光消失了，
只要腳步不停歇，
那就是你真正想走的道路。

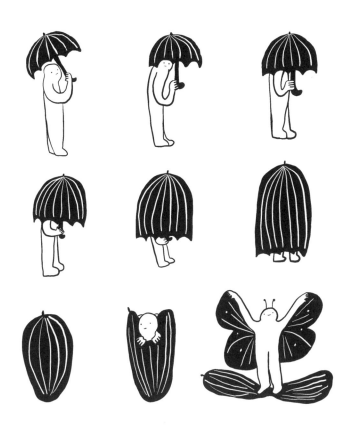

# 山茶花最美的時候

秒針、分針、時針
如果都以同樣的速度移動，
時鐘便無法顯示正確的時間。

迎春花、油菜花、波斯菊、山茶花
如果都以同樣的速度開花，
四季就會失去所屬顏色。

每個人都有自己的速度，
不要因為自己的速度比別人快或慢，
而沾沾自喜或心急如焚。

人生並不是以速度取勝的百米賽跑，
如果一直快速奔跑，就會錯過我們面前
那片有意義的風景。

雖然晚了點，但在雪中凜然綻放的
山茶花更為美麗。

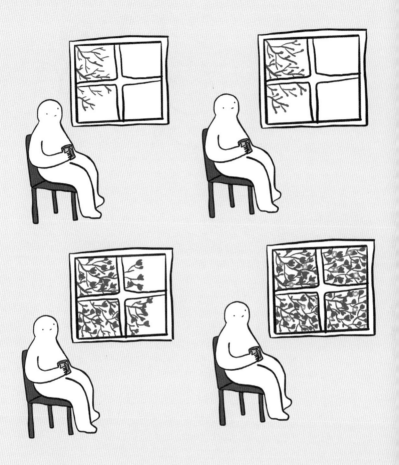

# 「時機」新解

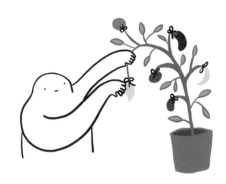

不要等待人生的時機到來
就把人生當成時機吧。

如果能明白這是人莫大的幸運，
你會變得比現在更幸福。

# 成為最亮的導引星

1.
不要理會妨礙你追求夢想的人，
不要因為那人的一言一行，放棄你的夢想。

2.
不要浪費時間去憎恨無關緊要的人，
應把時間用來珍惜與關愛重要的人。

3.
不要因為昨天的失敗，
放棄挑戰今天的機會。

善人與惡人，
成功與失敗，
幸福與不幸，
喜悅與悲傷，
看似交錯出現，
倘若將時間拉長一點、
站在遠一點的地方
旁觀這一切，
你會發現人生萬事萬物都是
相依共存，相濟共生的。

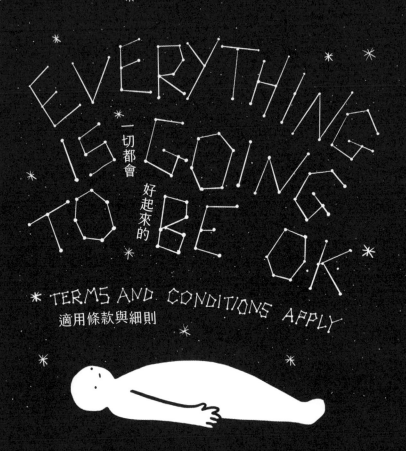

EVERYTHING IS GOING TO BE O.K.

一切都會 好起來的

TERMS AND CONDITIONS APPLY

適用條款與細則

此時此刻,我所仰望的一切,
我所抱持的目的,我所選擇的生活方式

因此，
對於現在所面臨的不幸，無須過於沮喪。
對於現在所擁有的好運，無須過於欣喜。
一喜一憂，實則沒有必要

因為壞蛋而痛苦，
因為失敗而受挫，
因為悲傷和不幸而煎熬，
不管現在面臨什麼狀況，
最重要的是

今日
此時此刻的我
凝望的是什麼，
抱持什麼目的、
選擇以什麼方式而活。

沒錯
不要以天、星期、月份來計算，
而是以整個人生為時間單位，
讓我的人生，朝著我想要的方向前進，
我自己就是天上最亮的導引星。

# 自我植癒索引 | I N D E X

本書的閱讀方法沒有限制。可以從頭開始、循序漸進地慢慢讀下去；也可以先快速瀏覽一遍，再深度閱讀；想憑直覺或心情，隨機閱讀也完全沒問題。心情鬱悶難解時，可以透過目錄尋找具有氧氣瓶功能的救贖文；心靈匱乏或覺得無聊時，可以翻閱止血型的文章，其內容就像午後四點的下午茶甜甜圈、冰箱常備巧克力一樣，可以暫時緩解飢餓。如果想迅速找到符合當下心情的文章，可以試試下方的自我植癒索引，若還是找不到的話，很有可能就存在你心裡的指引。

**Onwards & Upwards 004**

# 自我植癒的每一天

好好呵護「我」這株植物，做個可愛到底的人

나라는 식물을 키워보기로 했다 | SELF GARDENING

| 作　　者 | 金銀珠 김은주 KIM EUN JU |
|---|---|
| 插　　畫 | Worry Lines |
| 譯　　者 | 林鶴平、馮燕珠 |

| 編輯協力 | 黃祥生 |
|---|---|
| 主　　編 | 林昀彤 |
| 設　　計 | 劉孟宗 |

| 出　　版 | 拾青文化／遠足文化事業股份有限公司 |
|---|---|
| 發　　行 | 遠足文化事業股份有限公司　（讀書共和國出版集團） |
| 地　　址 | 231 新北市新店區民權路 108 之 2 號 9 樓 |
| 郵撥帳號 | 19504465 遠足文化事業股份有限公司 |
| 電　　話 | (02) 22181417 |
| 信　　箱 | nutopia@bookrep.com.tw |

| 法律顧問 | 華洋法律事務所 蘇文生律師 |
|---|---|
| 印　　製 | 呈靖彩藝有限公司 |
| 初版日期 | 2023 年 4 月 19 日初版一刷 |
| | 2024 年 2 月 2 日初版二刷 |
| 定　　價 | 480 元 |
| I S B N | 978-626-95987-7-9 書號 2LOU0004 |

나라는 식물을 키워보기로 했다 (SELF GARDENING)

Copyright © 2021 by 김은주 （KIM EUN JU, 金銀珠）

All rights reserved.

Complex Chinese Copyright © 2023 by Eureka Culture, a division of Walkers Cultural Enterprises, Ltd

Complex Chinese translation Copyright is arranged with BACDOCI CO., LTD.

through Eric Yang Agency

國家圖書館出版品預行編目資料

自我植癒的每一天：好好呵護「我」這株植物，做個可愛到底的人 / 金銀珠著；Worry Lines 繪；林鶴平、馮燕珠譯 · 初版 · 新北市：遠足文化事業股份有限公司拾青文化出版：遠足文化事業股份有限公司發行, 2023.04

288 面；12.8×19 公分 · (Onwards & upwards；4)

譯自：나라는 식물을 키워보기로 했다

ISBN 978-626-95987-7-9( 平裝 )

1.CST: 自然療法 2.CST: 心靈療法 3.CST: 園藝學

418.96　　　　　　　　　　　112002362